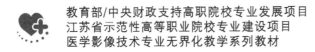

教育部/中央财政支持高职院校专业发展项目
江苏省示范性高等职业院校专业建设项目
医学影像技术专业无界化教学系列教材

盆部影像检查技术

PENBU YINGXIANG JIANCHA JISHU

主　编　　胡蓓蓓　张益兰

副主编　　徐梅梅　金永明　张慧丽

—— 本书编委 ——

（按姓氏笔画排序）

史　讯	江苏省盐城市第一人民医院	胡蓓蓓	江苏医药职业学院
吴隽松	江苏医药职业学院	徐梅梅	江苏医药职业学院
张慧丽	江苏医药职业学院	徐红涛	江苏医药职业学院
张益兰	江苏医药职业学院	唐晨虎	南京市中西医结合医院
金永明	盐城市第三人民医院	黄俊华	苏州市吴中区甪直人民医院
周　燕	广州市妇女儿童医疗中心	曹慧芸	苏州市吴中区甪直人民医院
郑后珍	南京市浦口区中心医院	蒋国斌	南京医科大学第二附属医院
孟凡荣	南京市中西医结合医院		

江苏大学出版社
JIANGSU UNIVERSITY PRESS

镇　江

图书在版编目(CIP)数据

　盆部影像检查技术 / 胡蓓蓓，张益兰主编. — 镇江：
江苏大学出版社，2017.7(2022.2 重印)
　ISBN 978-7-5684-0521-8

　Ⅰ.①盆… Ⅱ.①胡… ②张… Ⅲ.①骨盆－影像诊
断 Ⅳ.①R445

　中国版本图书馆 CIP 数据核字(2017)第 175540 号

盆部影像检查技术

主　　编/胡蓓蓓　张益兰
责任编辑/吴昌兴　郑芳媛
出版发行/江苏大学出版社
地　　址/江苏省镇江市梦溪园巷 30 号(邮编：212003)
电　　话/0511-84446464(传真)
网　　址/http：//press.ujs.edu.cn
排　　版/镇江市江东印刷有限责任公司
印　　刷/广东虎彩云印刷有限公司
开　　本/787 mm×1 092 mm　1/16
印　　张/8.75
字　　数/182 千字
版　　次/2017 年 7 月第 1 版
印　　次/2022 年 2 月第 4 次印刷
书　　号/ISBN 978-7-5684-0521-8
定　　价/30.00 元

如有印装质量问题请与本社营销部联系(电话:0511-84440882)

前　言

20 世纪 70 年代以来,随着医学科学技术的飞速发展,X 线计算机断层成像(X－ray computer,X－rayCT,CT)、核磁共振成像(magnetic resonance imaging,MRI)等现代影像技术相继崛起并迅速普及。现代医学影像不仅提供丰富的组织和器官的位置与形态,而且使人们能够更全面深入地认识人体的生理、生化和病理过程。目前迫切需要熟悉和掌握医学影像技术的人才,现在大部分教材是以医学影像解剖、医学影像检查技术、医学影像诊断来设计组建,本系列教材以综合素质养成为主线,职业岗位能力为导向,将专业基础课程医学影像成像原理、X 线摄影化学及照片打印技术、放射物理与防护、质量控制概要等整合为《医学影像基础概论》;在其基础上将原有的专业课程医学影像检查技术、医学影像解剖、医学影像诊断等构建为以人体头颈、胸、腹、盆、脊柱与四肢为模块的专业核心教材:《头颈部影像检查技术》《胸部影像检查技术》《腹部影像检查技术》《盆部影像检查技术》和《脊柱与四肢影像检查技术》。本系列教材打破传统学科界限,将解剖、医学影像检查技术、医学影像诊断等学科知识精简优化、有机组合;重点放在各种影像检查技术操作及正常影像的解读,突出其应用性。

《盆部影像检查技术》主要讲述盆部的相关解剖(本部位系统解剖和典型影像解剖),影像检查技术(X 线、CT、MRI),常见病和多发病的影像诊断和鉴别诊断。本书由胡蓓蓓、张益兰、徐梅梅、金永明、张慧丽、史迅、孟凡荣、黄俊华、周燕等老师参与编写,在此谨向所有支持、帮助、指导本书编写的同志表示衷心的感谢。

本书可作为高职高专影像技术专业的教学用书或者教学参考用书,也可供医学影像专业的研究工作者和医疗工作者参考。由于编者水平有限,疏漏在所难免,诚望广大读者批评指正。

编　者
2017 年 7 月

目录

项目一

盆部医学影像相关解剖

学习目标

1. 指出盆腔器官的形态、位置、解剖结构及其特点；
2. 归纳泌尿系统及生殖系统的功能及作用；
3. 讨论盆腔横断面上的各部位的解剖结构。

盆部和会阴紧密相连,是躯干的一部分。盆部分别与上方的腹部和下方的会阴相延续,并且与下肢和脊柱相连。盆部以骨盆为支架,包括盆壁和盆腔。盆壁由骨盆及覆盖在骨盆内面的肌和筋膜构成,盆腔下方被肌、筋膜封闭,盆腔内主要含有泌尿生殖器及消化管的末端,此外还有盆腔内的血管、神经。

任务1 泌尿系统解剖

泌尿系统(urinary system)由肾、输尿管、膀胱和尿道组成。其主要功能是排出机体新陈代谢过程中产生的废物(如尿素、尿酸等)和多余的水分,保持机体内环境的稳定。此外,肾具有内分泌功能,可产生促红细胞生成素、肾素及羟胆钙化醇等物质。输尿管是输送尿液至膀胱的管道。膀胱是储存尿液的器官。产生尿意时,尿道将膀胱内的尿液排出体外(见图 1-1-1)。

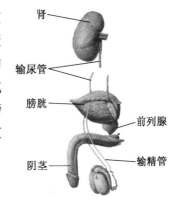

图 1-1-1　泌尿系统全貌

一、肾

(一)肾的形态

肾(kidney)为实质性器官,左右各一,形似蚕豆。健康的肾为红褐色,质地柔软,表面光滑。肾长 12 ~ 13 cm,宽 5 ~ 6 cm,厚约 4 cm,质量为 134 ~ 150 g,女性肾略小于男性。因为受肝的影响,右肾较左肾低 1 ~ 2 cm。

肾分为内、外侧两缘,上、下两端及前、后两面。肾内侧缘中部凹陷,称肾门,有血管、淋巴管、神经和肾盂通过。上述通过肾门的各结构被结缔组织包裹形成肾蒂,由于下腔静脉靠近右肾,故右肾蒂较短。肾蒂内各结构的排列关系自前向后分别为肾静脉、肾动脉和肾盂;自上而下分别为肾动脉、肾静脉和肾盂。由肾门伸入肾实质的腔隙称肾窦,主要容纳肾动脉的分支、肾静脉的属支、肾大盏、肾小盏、肾盂及脂肪组织等。肾外侧缘隆凸。肾前面稍前凸,后面平坦,贴近腹后壁。肾上端宽而薄,下端窄而厚(见图1-1-2)。

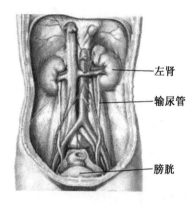

图 1-1-2　肾与输尿管

(二) 肾的位置和毗邻

肾的位置:肾位于脊柱的两侧,腹膜后间隙内,为腹膜外位器官。左肾在第 11 胸椎椎体下缘至第 2 ~ 3 腰椎间盘之间,右肾在第 12 胸椎椎体上缘至第 3 腰椎椎体上缘之间。肾上端距正中线左侧 4.2 cm,距右侧 4.0 cm。肾下端距正中线左侧 5.4 cm,右侧 5.6 cm。第 12 肋斜过左肾后面的中部,右侧第 12 肋斜过右肾后面的上部。肾门约平第 1 腰椎,距正中线约 5cm。竖脊肌的外侧缘与第 12 肋相交处的区域称肾区(脊肋角),某些肾疾病,叩击此处可引起疼痛(见图 1-1-3)。

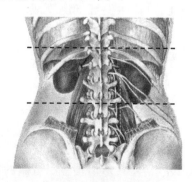

图 1-1-3　肾的体表投影(背面观)

肾的毗邻:肾上腺位于肾的上方,二者虽共为肾筋膜包绕,但其间被疏松结缔组织所分隔。左肾前上部与胃底后面相邻,中部和内侧与胰尾和脾血管接触,下部邻近空肠和结肠左曲。右肾前上部与肝右叶相邻,下部与结肠右曲相接触,内侧缘邻近十二指肠降部。两肾后面的上 1/3 部与膈和肋膈隐窝相邻,下 2/3 部自内向外与腰大肌、腰方肌及腹横肌相毗邻(见图 1-1-4、图 1-1-5)。

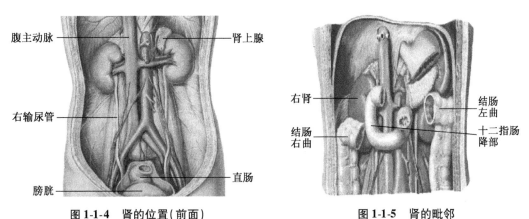

图 1-1-4　肾的位置(前面)　　　　　　图 1-1-5　肾的毗邻

(三)肾的被膜

肾的表面由内向外包有纤维囊、脂肪囊和肾筋膜(见图 1-1-6)。

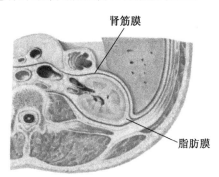

图 1-1-6　肾的被膜

1. 纤维囊

纤维囊(fibrous capsule)包裹于肾实质表面,由致密结缔组织和少量弹性纤维组成。纤维囊与肾实质连接疏松,易于剥离,如剥离困难即为病理现象。在肾破裂或肾部分切除时应缝合此膜。在肾门处,纤维膜分为两层,一层贴于肾实质表面,另一层包裹肾窦结构的表面,并移行为肾血管鞘,随血管进入肾实质。

2. 脂肪囊

脂肪囊(adipose capsule)又称肾床,是位于纤维囊外周的脂肪层,在肾的边缘部和下端较为丰富。脂肪经肾门伸入到肾窦内,充填于各管道结构和神经之间。临床上做肾囊封闭,就是将药液注入肾脂肪囊内。

3. 肾筋膜

肾筋膜(renal fascia)位于脂肪囊的外周,包裹肾和肾上腺,由肾筋膜发出的一些结缔组织小梁穿过脂肪囊与纤维囊相连,为肾的主要固定结构。肾筋膜分前后两层,分别称为肾前筋膜和肾后筋膜,二者在肾上腺的上方与肾的外侧缘相互融合,在肾的下方两层分开,其间有输尿管通过。

(四) 肾的结构

观察肾的冠状切面,可见肾实质分为肾皮质和肾髓质(见图1-1-7)。肾皮质主要位于肾实质的浅层,厚约11.5 cm,富有血管,新鲜标本为红褐色,由肾小体和肾小管组成。肾髓质位于肾皮质的深部,呈淡红色,约占肾实质厚度的2/3,由 15～20 个肾锥体组成。2～3 个肾锥体尖端合成一个肾乳头,并突入肾小盏。肾乳头顶端有许多小孔,称乳头孔。深入肾锥体之间的皮质称肾柱。肾小盏位于肾窦内,为

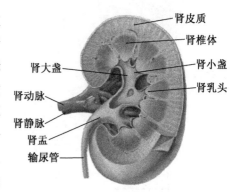

图1-1-7 肾冠状切面

漏斗形膜状小管,每个肾有 7～8 个肾小盏。肾小盏的边缘包绕肾乳头,以排出尿液。2～3 个肾小盏汇合成一个膜管状结构,即肾大盏。每个肾有 2～3 个肾大盏,彼此汇合成肾盂。肾盂为前后扁平的漏斗样囊状结构。肾盂离开肾门后向内下走行,逐渐变细,约在第 2 腰椎椎体上缘移行为输尿管。

(五) 肾的血管与肾段

肾动脉在肾门处通常分为前支和后支。前支较粗,分出 4 个分支与后支一起进入肾实质内。这些分支在肾内分布于相应的肾段内,故称肾段动脉(见图1-1-8)。肾段动脉分支之间缺乏吻合,不存在侧支循环,故称乏血管带,一个肾段动脉如出现血液循环障碍,它所供应的肾段可出现坏死现象。肾段切除时应沿乏血管带切开。肾静脉及其属支与同名动脉伴行。

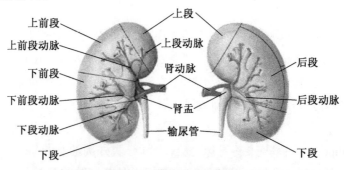

图1-1-8 肾段动脉和肾段

二、输尿管

输尿管(ureter)为成对的肌性管道,属腹膜外位器官。输尿管约平第2腰椎椎体上缘与肾盂相连,下端终于膀胱,全长20~30 cm,管径0.5~1.0 cm。

输尿管全长按走行部位可分为腹部、盆部和壁内部。腹部起于肾盂下端,经腰大肌前面下行至小骨盆入口处,左输尿管越过左髂总动脉末端前方,右输尿管则经过右髂外动脉起始部的前方。盆部自小骨盆入口处下行,经盆腔侧壁和髂内血管、腰骶干和骶髂关节前方下行,跨过闭孔神经血管束,达坐骨棘水平。

男性输尿管走向前、下、内方,经直肠前外侧壁与膀胱后壁之间,在输精管后方并与之交叉后至膀胱壁。女性输尿管在子宫颈外侧约2.5 cm处,从子宫动脉后下方绕过,向下内至膀胱底。壁内部长约1.5 cm,在膀胱底处斜行穿过膀胱壁,经输尿管口开口于膀胱。在膀胱空虚时,两输尿管口间距约2.5 cm。膀胱充盈时,膀胱内压升高引起壁内部管腔闭合,以阻止尿液由膀胱向输尿管逆流。输尿管常有数目和形态变异(见图1-1-9)。

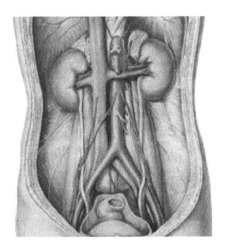

图1-1-9　输尿管走形

输尿管全长有3个狭窄(见图1-1-10),即上狭窄,位于输尿管起始处;中狭窄,位于小骨盆上口,跨越髂血管处;下狭窄,位于输尿管穿经膀胱壁处,此处为最窄处,管径约0.3 cm。这些狭窄处为结石易嵌留部位。

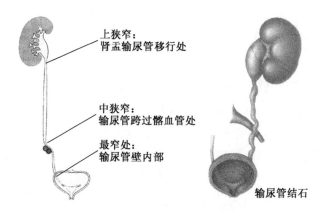

上狭窄:
肾盂输尿管移行处

中狭窄:
输尿管跨过髂血管处

最窄处:
输尿管壁内部

输尿管结石

图 1-1-10　输尿管的 3 个狭窄

三、膀胱

膀胱(bladder)是储存尿液的肌性囊状器官,其形态、大小、壁厚、位置和毗邻关系均可随尿液的充盈程度和年龄不同而变化。成年人的膀胱容量为 350 ~ 500 mL,最大容量可达 800 mL;女性的膀胱容量小于男性;新生儿的膀胱容量约为成人的 1/10;老年人因膀胱肌张力降低而容量增大。

(一) 膀胱的形态

空虚的膀胱似锥体形,分为膀胱尖、膀胱体、膀胱底和膀胱颈四部,各部间无明显分界线。膀胱尖朝向前上方,由此至脐之间有一纤维索紧贴腹前壁后面,为脐正中韧带。膀胱的后面又称膀胱底,朝向后下方。膀胱尖与底之间的部分为膀胱体。膀胱的最下部称膀胱颈,与前列腺底(男性)或盆膈(女性)相邻(见图 1-1-11)。

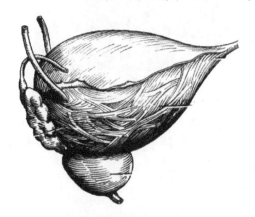

图 1-1-11　空虚膀胱左侧面观

（二）膀胱内面的结构

膀胱的内面被覆黏膜，大部分黏膜与肌层连接疏松，当膀胱收缩时，黏膜形成许多皱襞称膀胱襞。但在输尿管口与尿道内口形成的三角区内，缺少黏膜下层，黏膜与肌层紧密结合，无论膀胱收缩或充盈，都保持平滑，此区称膀胱三角（见图 1-1-12），是肿瘤、结核和炎症的好发部位。在膀胱三角底，两输尿管口之间的横行皱襞称输尿管间襞，是临床上寻找输尿管口的标志。男性中年以后，尿道内口的后方因前列腺中叶的存在而形成一脊状隆起，称膀胱垂。

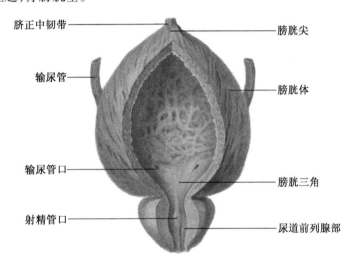

图 1-1-12　膀胱和前列腺

（三）膀胱的位置和毗邻

膀胱位于耻骨联合后方，二者之间为膀胱前隙。在男性，膀胱上方有腹膜覆盖，后方有精囊、输精管壶腹和直肠，膀胱颈下方邻接前列腺（见图 1-1-13）。在女性，膀胱上（见图 1-1-14）方有子宫伏在其上，后方借膀胱子宫陷窝与子宫毗邻，下方邻接尿生殖膈。膀胱空虚时位于盆腔内，充盈时膀胱腹膜返折线可上移到耻骨联合上方，故此时在耻骨联合上方行膀胱穿刺术可不经过腹膜腔，免于损伤腹膜。新生儿膀胱位置高于成年人，老年人的膀胱位置较低。

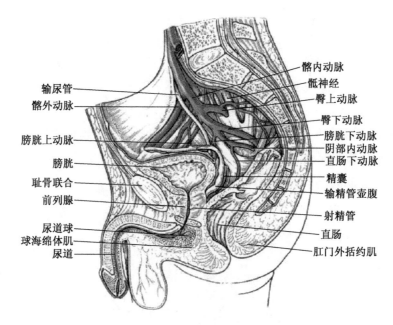

图 1-1-13　男性盆腔正中矢状切面

四、尿道

　　男性尿道见男性生殖系统。女性尿道长 3 ~ 5 cm,直径约 0.6 cm,较男性尿道短而直,易于扩张。女性尿道约平耻骨联合下缘,起自膀胱的尿道内口,向前下方走行,穿过尿生殖膈,开口于尿道外口。尿道内口周围有平滑肌构成的膀胱括约肌环绕。尿道穿过尿生殖膈处有横纹肌形成的尿道阴道括约肌环绕。尿道外口位于阴道的前方,阴蒂头后方 2.5 cm 处(见图 1-1-14)。尿道后方与阴道之间有尿道阴道膈分隔。在尿道下端两侧有尿道旁腺,其导管开口位于尿道外口后部。

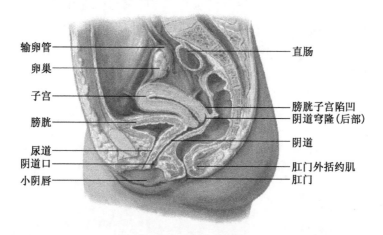

图 1-1-14　女性尿道

任务 2　生殖系统解剖

生殖（reproduction）是生物繁殖自身、延续种系的重要生命活动。人类的生殖必须由男、女性共同完成。生殖是一个复杂的过程，包括生殖细胞（精子和卵子）的形成、交配、受精、着床、胚胎发育、分娩和哺乳等环节。生殖系统（reproductive system）包括男性生殖系统和女性生殖系统（见图 1-2-1），均由四部分组成（见表 1-2-1）。

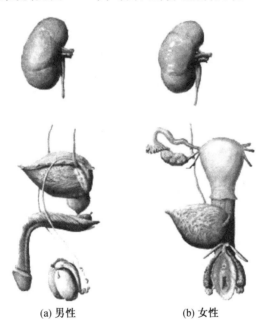

(a) 男性　　　　　　　　(b) 女性

图 1-2-1　男性及女性生殖系统

表 1-2-1　男、女性生殖系统的组成及主要功能

类别	男性生殖系统	女性生殖系统	主要功能
生殖腺	睾丸	卵巢	产生生殖细胞、分泌性激素
生殖管道	附睾、输精管、射精管和男性尿道	输卵管、子宫和阴道	输送生殖细胞（女性有孕育、分娩胎儿功能）
附属腺	精囊腺、前列腺和尿道球腺	前庭大腺	其分泌物在男性附睾组成精液，在女性有润滑阴道的作用
外生殖器	阴囊、阴茎	女阴	第一性征的表现

一、男性生殖器官

男性生殖器官包括内生殖器和外生殖器。内生殖器由睾丸、输精管道(附睾、输精管、射精管和男性尿道)和附属腺(精囊腺、前列腺、尿道球腺)组成。睾丸也称男性生殖腺,可产生精子和男性激素,睾丸产生的精子先储存于附睾内,射精时,经输精管、射精管和尿道排出体外。附属腺分泌物参与精液的组成。外生殖器由阴囊和阴茎组成。

(一)内生殖器

1. 睾丸

(1)位置和形态:睾丸(testis)位于阴囊内,左右各一,左侧较右侧稍低。成人睾丸重约 10 g,体积为 4 cm×3 cm×2.5 cm。睾丸呈椭圆形,表面光滑,其分前、后缘,上、下端和内、外侧(见图 1-2-2)。后缘有血管、神经和淋巴管出入,并与附睾和输精管的睾丸部相接触。上端被附睾头遮盖。前缘、下端及外侧面游离,内侧面贴近阴囊膈。在睾丸下降过程中如滞留在腹部或腹股沟管等处,称隐睾。

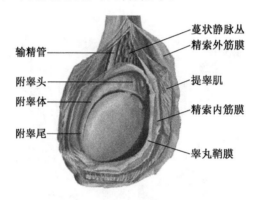

图 1-2-2　右睾丸、附睾及被膜

(2)结构:睾丸表面有一层坚韧的胶原纤维膜,称白膜,白膜在睾丸后缘增厚并突入睾丸形成睾丸纵隔。从睾丸纵隔发出睾丸小隔,呈扇形伸入睾丸实质内,将其分为100~200 个锥状的睾丸小叶。每个小叶内含有 2~4 条精曲小管,其上皮能产生精子。精曲小管之间的结缔组织内有产生男性激素的间质细胞,男性激素具有促进生殖器官发育,形成并保持第二性征的功能。精曲小管汇合成精直小管,进入睾丸纵隔后交织形成睾丸网,从睾丸网发出 12~15 条睾丸输出小管,在睾丸后上部进入附睾,汇合成附睾管(见图 1-2-3)。

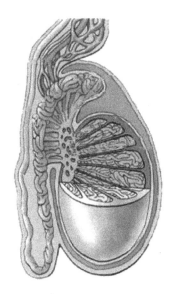

图 1-2-3　睾丸和精索被膜及睾丸内部结构的模式图

2. 输精管道

（1）附睾（epididymis）：附睾呈新月状，贴附于睾丸上端和后缘。附睾可分为附睾头、附睾体和附睾尾。附睾头膨大，位于上部，由睾丸输出小管弯曲盘绕而成，最终汇成一条附睾管。中部为附睾体，下部变细为附睾尾，两者由迂曲盘回的附睾管形成。附睾尾向上移行为输精管，附睾体暂时储存精子，并分泌附睾液营养精子，促进其进一步成熟。附睾为结核的好发部位。

（2）输精管和射精管：输精管（ductus deferens）是附睾管的直接延续，长约 31 cm，管径约 3 cm，管壁较厚，肌层发达，活体触摸呈条索状。输精管（见图 1-2-4）按行程可分为睾丸部、精索部、腹股沟部和盆部。睾丸部始于附睾尾，沿睾丸后缘上行至上端；精索部介于睾丸上端与腹股沟管皮下环之间，位于精索内其他结构的后内侧，为输精管结扎的理想部位；腹股沟管部位于腹股沟管内的精索内，行疝修补术时，勿将其损伤；盆部在腹环处离开精索，弯向内下，沿盆壁行向后下，经输尿管末端前方转至膀胱底的后面，在此膨大形成输精管壶腹，末端变细，与精囊的排泄管汇合成射精管（ejaculatory duct）。射精管长约2 cm，向前下穿前列腺实质，开口于尿道的前列腺部位。

精索（spermatic cord）为柔软的圆索状结构，从腹环开始经皮下环至睾丸上端。精索内主要有输精管、睾丸血管、神经丛、淋巴管和腹膜鞘突的残余。皮下环至睾丸上段，精索外包有 3 层被膜，由外向内分别为精索外筋膜、提睾肌和精索内筋膜。

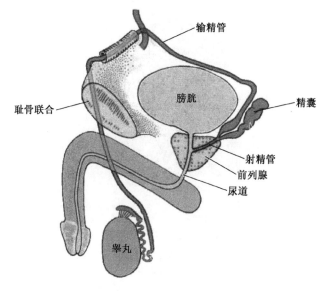

图 1-2-4　男性生殖系统结构图

3. 附属腺体

（1）精囊（seminal vesicle）：精囊左右各一，为椭圆形囊状管道，表面凹凸不平，位于膀胱底后方，输精管壶腹的外侧，其排泄管与输精管末端汇合成射精管。精囊的分泌物参与精液的组成。

（2）前列腺（prostate）：前列腺为单一的实质性器官，形如栗子，重 812 g，底横径 4.1 cm，垂直径 2.5 cm，前后径 2.6 cm。前列腺位于膀胱与尿生殖膈之间，其前方为耻骨联合，后方为直肠壶腹。前列腺上端宽大，称前列腺底，邻接膀胱颈；下端尖细，称前列腺尖，位于尿生殖膈上。底与尖之间为前列腺体，体后面有一纵沟，称前列腺沟，前列腺肥大时此沟消失。男性尿道在前列腺底近前缘处穿经前列腺。近前列腺底的后缘处有射精管穿入，开口于尿道前列腺部的精阜上。前列腺的排泄管开口于尿道前列腺部的精阜两侧，其分泌物参与精液的组成（见图 1-2-5）。

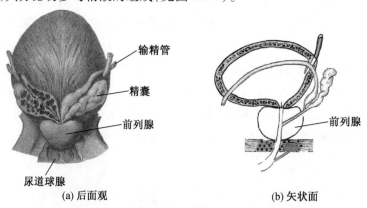

(a) 后面观　　　　　　　　　　　　　(b) 矢状面

图 1-2-5　前列腺

前列腺表面包有坚韧的纤维性被膜,称前列腺囊,囊与腺实质间有前列腺静脉丛。腺实质由腺组织和平滑肌构成,一般分为前叶、中叶、后叶和两侧叶。老年人前列腺肥大常发生在中叶,使膀胱垂明显隆起,压迫尿道,引起排尿困难。后叶是前列腺肿瘤的好发部位。

(3)尿道球腺(bulbourethral gland):尿道球腺为一对豌豆大的球形腺,位于会阴深横肌内,排泄管开口于尿道球部,其分泌物参与精液的组成。

(二)外生殖器

1. 阴囊

阴囊(scrotum)为一皮肤囊袋,位于阴茎后下方,可容纳睾丸。阴囊皮肤薄而软,颜色深暗,深部皮下组织称肉膜。肉膜内含有平滑肌,可随着外界环境温度的变化而舒缩,从而调节阴囊内的温度,以适应精子的生存和发育。

2. 阴茎

阴茎(penis)为男性性交器官,位于耻骨联合的前下方,呈圆柱形,分阴茎头、阴茎体和阴茎根三部分(见图1-2-6)。阴茎由两条阴茎海绵体和一条尿道海绵体外包筋膜和皮肤构成。包盖阴茎头的皮肤称包皮。在尿道外口下方与包皮间的双层皮肤皱襞,称包皮系带,做包皮环切术时,注意勿伤及此系带。

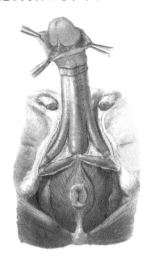

图1-2-6 阴茎结构模式

(三)男性尿道

男性尿道(male urethra)既是排尿的管道,也是排精的管道(见图1-2-7)。男性尿道起于膀胱的尿道内口,依次穿过前列腺、尿生殖膈和尿道海绵体,终于阴茎头顶端的尿道外口。成人平均长约18 cm。

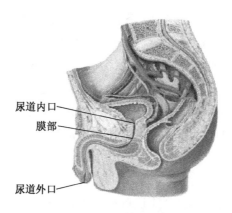

尿道内口

膜部

尿道外口

图 1-2-7　男性尿道

1. 男性尿道的分部

根据男性尿道的走行可分为前列腺部、膜部和海绵体部。膜部最短,海绵体部最长。临床上将尿道海绵体部称为前尿道,膜部和前列腺部称后尿道。膜部与海绵体部移行处管壁薄,从尿道插入导管或器械时,易损伤此部。

2. 男性尿道的狭窄和弯曲

男性尿道全程有 3 个狭窄和 2 个弯曲。3 个狭窄分别位于尿道内口、尿道膜部和尿道外口。其中,以尿道外口最狭窄。这 3 个狭窄是结石易滞留的部位。2 个弯曲分别为耻骨下弯和耻骨前弯。耻骨下弯位于耻骨联合的下方,凹向上,恒定不变;耻骨前弯位于耻骨联合的前下方,凹向下,此弯曲可变动,将阴茎向上提,此弯可消失。临床上给患者导尿或使用膀胱镜时应注意上述狭窄和弯曲,避免损伤尿道。

二、女性生殖器官

女性生殖器官包括内生殖器和外生殖器。内生殖器由生殖腺(卵巢)和生殖管道(输卵管、子宫和阴道)组成(见图 1-2-8)。卵巢的功能是产生卵子和分泌女性激素。成熟的卵子突破卵巢表面至腹膜腔,再经输卵管腹腔口进入输卵管,在管内受精后移至子宫,植入内膜,发育成胎儿。成熟的胎儿在分娩时,出子宫颈口经阴道娩出。外生殖器即女阴。

(一)内生殖器

1. 卵巢

卵巢(ovary)是成对的扁卵圆形实质性器官,位于小骨盆侧壁,髂内、外动脉之间的卵巢窝内,分为内、外侧面,前、后缘和上、下端。

(1)卵巢内、外侧:内侧面对向盆腔,与小肠相邻;外侧面贴靠卵巢窝。

(2)卵巢前、后缘:前缘为系膜缘,借卵巢系膜连于子宫阔韧带的后面,此缘中部有血管、神经和淋巴管等出入,为卵巢门;后缘游离。

（3）卵巢上、下部：上端（输卵管端）与输卵管接触，并借卵巢悬韧带悬附于骨盆上口，内有卵巢的血管、神经和淋巴管等；下端（子宫端）借卵巢固有韧带连于子宫底的两侧。

卵巢的正常位置主要靠上述韧带维持。

成人女子的卵巢大小为 4 cm × 3 cm × 1 cm。卵巢的大小和形态随年龄变化而变化。幼儿卵巢较小，表面光滑；性成熟期卵巢最大，以后由于多次排卵，其表面形成瘢痕，凹凸不平；35 ~ 40 岁开始缩小；50 岁左右逐渐萎缩，月经随之停止。卵巢分泌的激素有雌激素、黄体酮和少量雄激素。

2．输卵管

输卵管（uterine tube）为一对输送卵子的弯曲管道，长 10 ~ 12 cm，管腔直径平均为 0.5 cm，位于子宫阔韧带上缘内。外侧端游离，以输卵管腹腔口开口于腹腔膜；内侧端连于子宫底的外侧端，以输卵管子宫口开口于子宫腔。输卵管自外侧向内侧分为 4 部：输卵管漏斗、输卵管壶腹、输卵管峡、子宫部（见图 1-2-8）。

（1）输卵管漏斗：是输卵管外侧端膨大部分，呈漏斗状。其游离周缘有许多指状突起，称输卵管伞，遮盖于卵巢的表面，临床常以此作为识别输卵管的标志，其中一个较长的突起连于卵巢，称卵巢伞。卵巢伞有导引卵子进入输卵管的作用。

（2）输卵管壶腹：为输卵管漏斗向内侧移行的管径膨大部分，约占输卵管全长的 2/3，为卵子受精的部位。

（3）输卵管峡：为接近子宫外侧角的一段，细而直。输卵管结扎术常在此进行。

（4）子宫部：为贯穿子宫壁的一段，以输卵管子宫口通子宫腔。

临床上常将卵巢和输卵管称为子宫附件。

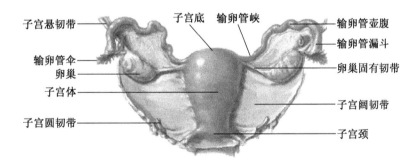

图 1-2-8　女性生殖系统结构

3．子宫

（1）子宫的形态：子宫（uterus）是肌性的中空器官，为孕育胎儿的场所。成年未产妇的子宫，呈倒置梨形，前后稍扁，长约 8 cm，最宽处约 4 cm，厚 2 ~ 3 cm。子宫与输卵管相接的部位称子宫角。子宫自上而下分为 3 部。两侧输卵管子宫口连及以上的圆凸部分称子宫底,底向下移行为子宫体,体以下续于圆柱状的子宫颈,成人长 2.5～3.0 cm,颈与体移行的狭细部分称子宫峡,长约 1 cm。

　　子宫颈的下端突入阴道内的部分,称子宫颈阴道部;在阴道以上的部分,称子宫颈阴道上部。子宫的内腔分上、下两部。上部在子宫体内,称子宫腔,下部在子宫颈内,称子宫颈管。子宫腔为前后略扁的倒置三角形腔隙,左右角通输卵管,下角通子宫颈管。子宫颈管呈梭形,其上口通子宫腔,下口以子宫口通阴道(见图 1-2-9)。未产妇的子宫口为圆形,边缘光滑整齐,而分娩以后呈横裂状(见图 1-2-10)。子宫口的前、后缘分别称前唇和后唇。在妊娠期,子宫峡逐渐伸展变长,可达 7～11 cm,峡壁逐渐变薄,常在此处进行剖腹取胎术。

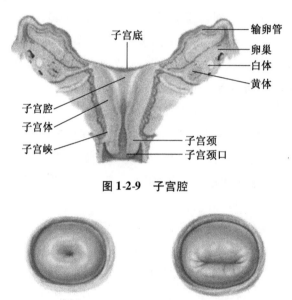

图 1-2-9　子宫腔

(a) 未产妇　　　　　　(b) 经产妇

图 1-2-10　子宫口的形状

　　(2) 子宫的位置:子宫位于盆腔的中央,在膀胱与直肠之间,下端接阴道,两侧连有输卵管和子宫阔韧带。子宫底位于小骨盆入口平面以下,子宫颈下端在坐骨棘平面的稍上方。当膀胱空虚时,成人子宫的正常姿势呈轻度的前倾前屈位。前倾为子宫的长轴与阴道的长轴之间呈近直角向前倾斜;前屈为子宫体与子宫颈之间呈钝角向前弯曲。但子宫的位置可随前方的膀胱和后面的直肠内的充盈程度而发生改变。

　　(3) 子宫的固定装置:保持子宫的正常位置,主要靠盆底肌的承托和韧带的固定。固定子宫的韧带主要有以下 4 种(见图 1-2-8 与图 1-2-11)。

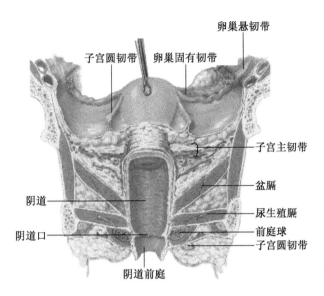

图 1-2-11 子宫韧带

① 子宫阔韧带(broad ligament of uterus):为子宫前后腹膜自子宫侧缘向两侧延伸形成的双层腹膜皱襞,伸至盆侧壁和盆底,移行为盆壁的腹膜壁层。子宫阔韧带的上缘游离,包裹输卵管。子宫阔韧带的前层覆盖子宫圆韧带,后层覆盖卵巢和卵巢固有韧带。前、后层之间的疏松结缔组织内还有血管、淋巴管、神经等。此韧带可限制子宫向侧方移动。

② 子宫圆韧带(round ligament of uterus):是由平滑肌和结缔组织构成的圆索,自子宫角的前下方发出,在阔韧带前层的覆盖下,伸向前外侧至腹环处,穿经腹股沟管,止于阴阜和大阴唇的皮下。此韧带主要维持子宫的前倾。

③ 子宫主韧带(cardinal ligament of uterus):亦称子宫颈旁组织,位于子宫阔韧带基部的 2 层间,由平滑肌纤维和结缔组织构成,自子宫颈阴道上部两侧连至骨盆侧壁。此韧带较强大、坚韧,是维持子宫颈正常位置,防止子宫下垂的主要结构。

④ 骶子宫韧带(sacro-uterine ligament):起自子宫颈阴道上部后面,向后绕行直肠的两侧,止于第 2、3 骶椎前面及筋膜。此韧带由平滑肌和结缔组织束构成,可向后上牵引子宫颈,与子宫圆韧带协同维持子宫的前倾前屈。

除上述韧带外,盆底肌、尿生殖膈和阴道的托持及周围的结缔组织等结构对保持子宫正常位置也起到很大的作用。如果这些固定器官变薄或受损伤,可导致子宫位置异常或不同程度的脱垂,使子宫颈下端低于坐骨棘平面,严重者可脱出阴道。

4. 阴道

阴道(vagina)为前后壁相贴的肌性管道,是女性的性交器官及排出月经、分娩胎儿的通道。阴道下部较窄,下端以阴道口开口于阴道前庭。阴道上部较宽阔,包绕子宫颈阴道部,在二者之间形成环形的凹陷,称阴道穹隆,可分为前部、后部和左、右侧部。以阴道后部最深,它与直肠子宫陷凹之间仅隔以阴道后壁和腹膜,当该凹陷积液时,可经此部进行穿刺或引流。

阴道前方有膀胱和尿道,后方邻直肠。临床上行肛门指检可隔直肠前壁触摸和了解子宫颈和子宫口的情况。阴道下部穿经尿生殖膈,膈内的尿道阴道括约肌和肛提肌的内侧肌纤维束均对阴道下部有括约作用。

(二) 外生殖器

女性外生殖器又称女阴(vulva),包括以下结构。

1. 阴阜

阴阜(mons pubis)为耻骨联合前面的皮肤隆起,皮下富有脂肪。性成熟期皮肤生有阴毛。

2. 大阴唇

大阴唇(greater lip of pudendum)为左、右纵行隆起的皮肤皱襞。大阴唇的前端和后端,左右互相连合形成唇前连合和唇后连合。

3. 小阴唇

小阴唇(lesser lip of pudendum)是位于大阴唇内侧的一对薄的皮肤皱襞,表面光滑无毛。小阴唇的前端各形成两个小皱襞,外侧的在阴蒂上方与对侧相连形成阴蒂包皮,内侧的在阴蒂后下方左右结合成阴蒂系带,向上连于阴蒂。两侧小阴唇后端互相连合形成阴唇系带。

4. 阴道前庭

阴道前庭(vaginal vestibule)是位于两侧小阴唇之间的裂隙,其前上部有尿道外口,后下部有较大的阴道口。在处女阴道口的周缘有黏膜皱襞,称处女膜(hymen),该膜破裂后留有处女膜痕。在小阴唇与处女膜之间的沟内,相当于小阴唇中 1/3 与后 1/3 交界处,左、右各有一个前庭大腺导管的开口,其分泌物有润滑阴道口的作用。

5. 阴蒂

阴蒂(clitoris)位于唇前连合的后方,由一对阴蒂海绵体(相当于男性的阴茎海绵体)构成,后端以阴蒂脚附着于耻骨下支和坐骨支;其前部,双侧阴蒂海绵体合成阴蒂体,表面覆以阴蒂包皮,其前端暴露。出阴蒂包皮为阴蒂头,含有丰富敏感的神经末梢。

6. 前庭大腺

前庭大腺(greater vestibular gland)位于阴道口两侧,与前庭球的后内侧端相接或部分位于其深面,形如豌豆,前庭大腺导管开口于阴道前庭。前庭大腺导管常因炎症而阻塞,形成前庭大腺囊肿。

任务3　盆部与会阴的横断面解剖

一、肾的横断面相关解剖

(一)肾门以上层面

肾门以上层面(见图1-3-1)的右侧有肝、胆囊、胰腺、十二指肠降部,左侧有脾脏、左肾。左肾断面呈卵圆形,左肾断面内可见4~5个肾椎体,在腹主动脉与左肾之间有一小部分左侧肾上腺的断面,左肾上腺呈三角形。在椎间盘左前方,下腔静脉左侧有腹主动脉的断面,在腹主动脉两侧有膈脚向后延伸,一直到椎间盘两侧与肾之间,腹主动脉前方无膈。平第1腰椎椎体,该层面前部有横行的胃和胆囊,后部右侧有肝和右肾的断面。

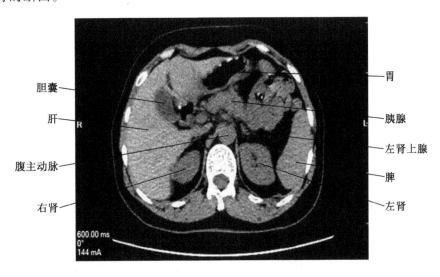

图 1-3-1　肾门以上层面 CT 图

(二)肾门层面

肾门层面(见图1-3-2)第2腰椎椎体位于该断面中央,其右前方有下腔静脉,直径为15 mm;左侧有腹主动脉,直径为10 mm。椎体两侧有腰大肌。在横突外侧有腰方肌。腰大肌外侧有左、右肾的断面。肾门与腹主动脉、下腔静脉之间有肾血管相连。右肾的右前方有肝右叶,呈三角形,前内侧为结肠右曲的断面。结肠右曲与结肠左曲之间为胃的断面,其面积变化较大,主要取决于胃内容物的量。结肠左曲后方的肠管为降结肠。右肾与胃之间的肠管为十二指肠降部,仅位于右肾的内侧缘。椎体前面的大血管与胃之间有胰头的断面,在钩突的前方有肠系膜上动、静脉。在肠系膜上动脉前方有脾静脉横过。

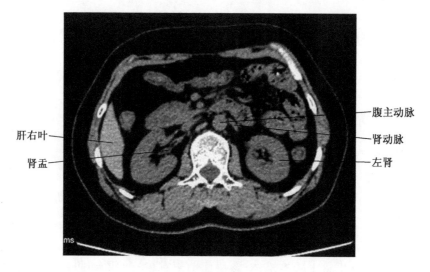

图 1-3-2　肾门层面 CT 图

(三) 肾门以下层面

肾门以下层面(见图 1-3-3)右肾前外侧有肝右叶下端的断面,肝前方有一大的肠腔为横结肠断面。右肾前内侧有十二指肠降部和水平连接处,贴附于腰大肌外侧缘,向上横行。在右肾和横结肠之间有回肠的断面,在肝内侧有升结肠的断面。椎体前方有下腔静脉和腹主动脉的断面,下腔静脉直径约 15 mm,腹主动脉的直径约 10 mm。腹主动脉和下腔静脉前方横行的肠管为十二指肠水平部,其前方有肠系膜,内有肠系膜上动、静脉及肠系膜淋巴结等。在肠系膜与腹前壁之间有胃的断面。左肾前方和胃之间有空肠的断面。在空肠外侧有降结肠的断面,降结肠的前方有横结肠的断面。

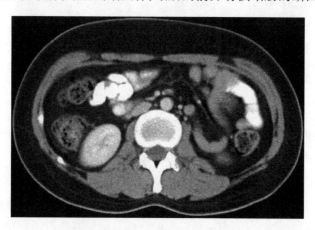

图 1-3-3　肾门以下层面 CT 图

二、男性盆部与会阴的横断面相关解剖

(一) 经髋关节的横断层面

男性经髋关节的横断层面(见图1-3-4、图1-3-5)经髋关节的中央。盆腔位于层面的中间部,其前界有腹直肌、锥状肌及其两侧的腹股沟管,管内有精索穿行;后界有尾骨及其两侧向前外侧斜行的尾骨肌;两侧为髋骨及其内侧的闭孔内肌。该层面的髋关节断面最大,其内结构同上一层面。前方为膀胱,后方是直肠,两者之间是"八"字形的一对精囊腺。盆腔大部分为膀胱占据,膀胱后方有输精管壶腹及其外侧的输尿管断面。尾骨的前方为直肠。闭孔内肌前方的内侧有闭孔神经和闭孔血管的断面。

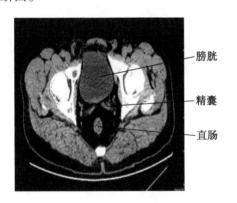

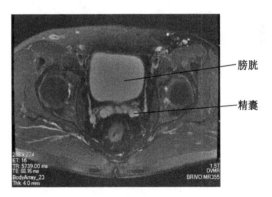

图1-3-4 男性经髋关节的横断层面CT图　　图1-3-5 男性经髋关节的横断层面MR图

(二) 经耻骨联合的横断层面

男性经耻骨联合的横断层面(见图1-3-6、图1-3-7)盆腔的前界为耻骨联合;后界为肛提肌和臀大肌;两侧界为闭孔内肌。耻骨联合后方有前列腺尖的断面,其中央有尿道通过。耻骨联合与前列腺之间的空隙为耻骨后隙。前列腺后面紧邻肛管。肛管后方及两侧有肛提肌和坐骨肛门窝。

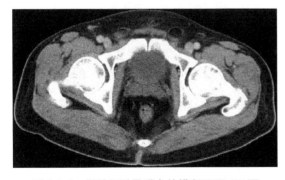

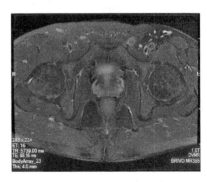

图1-3-6 男性经耻骨联合的横断层面CT图　　图1-3-7 男性经耻骨联合的横断层面MR图

（三）经坐骨下肢的横断层面

男性经坐骨下肢的横断层面（见图1-3-8、如图1-3-9）的中间部主要为会阴的结构。前方可见阴茎、阴囊及左、右睾丸的断面。两侧为坐骨支，后方可见肛管。在两侧坐骨支之间可见尿道球及穿经的尿道。

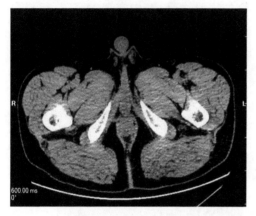
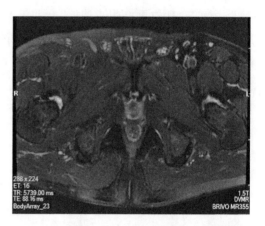

图1-3-8　男性经坐骨下肢的横断层面 CT 图　　　图1-3-9　男性经坐骨下肢的横断层面 MR 图

三、女性盆部与会阴的横断面相关解剖

（一）经髋关节的横断层面

女性经髋关节的横断层面（见图1-3-10、图1-3-11）的锥状肌和腹直肌后方有膀胱。子宫体位于盆腔中央，其内可见子宫腔，子宫两侧为输尿管断面，膀胱与子宫之间有膨大的乙状结肠。骶尾联合前方有直肠。直肠与子宫体之间隔以直肠子宫陷凹，膀胱与子宫之间有膀胱子宫陷凹。

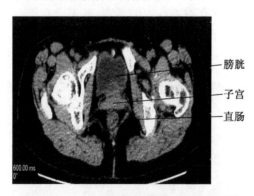
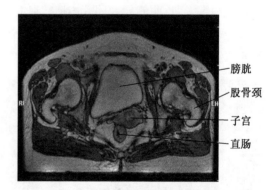

图1-3-10　女性经髋关节的横断层面 CT 图　　　图1-3-11　女性经髋关节的横断层面 MR 图

（二）经耻骨联合的横断层面

女性经耻骨联合的横断层面（见图1-3-12、图1-3-13）盆腔内的器官由前到后依次为膀胱、阴道和直肠的断面。直肠后方为尾骨，直肠两侧可见条带状的肛提肌。肛提肌

与闭孔内肌之间的三角形间隙为坐骨肛门窝,窝内有阴部神经、阴部内血管和脂肪组织。经耻骨联合下的横断层面的中间部呈三角形,其前方为耻骨联合及耻骨下支,两侧有闭孔内肌和坐骨结节,后方为臀大肌内侧缘。耻骨联合前方为凸向前的阴阜。两侧耻骨下支伸向后外侧,其后方的间隙为耻骨后隙。耻骨后隙的后方从前向后依次为尿道、阴道和肛管的断面。肛提肌断面呈条带状,位于上述三个脏器的两侧。骨性骨盆的两前外侧在注射对比剂后可见对称的小圆点,为两侧股动、静脉截面。

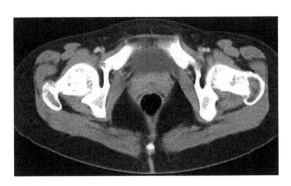

图 1-3-12　女性经耻骨联合的横断层面 CT 图

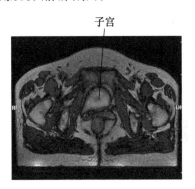

图 1-3-13　女性经耻骨联合的横断层面 MR 图

(三) 经阴道前庭和肛门的横断层面

女性经阴道前庭和肛门的横断层面(见图 1-3-14、图 1-3-15)中部为会阴,其前部有大阴唇和阴蒂。阴蒂后方为阴道前庭,最后为肛门及其周围的肛门外括约肌。层面外侧部可见股骨体及其向内侧突起的小转子,该层面的肌、血管和神经的配布与上一层面相似。股骨前内侧为大腿内侧肌群,股薄肌位于最内侧。股骨前方和外侧有大腿前群肌分布,大腿后肌群分布在大收肌和臀大肌之间,肌群外侧为坐骨神经。

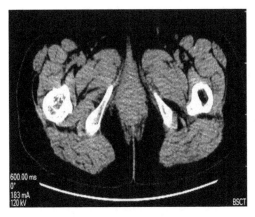

图 1-3-14　女性经阴道前庭和肛门的
横断层面 CT 图

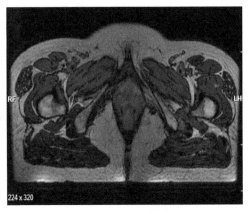

图 1-3-15　女性经阴道前庭和肛门的
横断层面 MR 图

项目二

盆部影像检查技术及正常表现

学习目标

1. 识记盆部 X 线摄影、静脉肾盂造影、逆行性肾盂造影、子宫输卵管造影的检查方法;识记盆腔及肾 CT 检查;学会男性和女性盆腔的 MRI 检查。

2. 明确各类检查盆腔脏器的正常表现及结构。

3. 了解各类检查的适应证及禁忌证。

任务1 盆部 X 线检查技术及正常表现

由于超声、CT、MRI 等影像检查技术具有明显的优势,相关设备也逐渐普及,普通 X 线摄影现已较少应用于泌尿系统和生殖系统的检查,但在观察阳性结石,以及作为泌尿系统造影片的对照片方面,常规 X 线摄影仍有一定的价值。

一、骨盆前后位

1. 摄影体位

被检者仰卧于摄影床,身体正中矢状线正对于床面中线,正中矢状面垂直于床面,双下肢伸直,足尖向上,本片包括髂嵴和坐骨结节(见图 2-1-1)。

2. 中心线

对准两侧髂前上棘连线的中点与耻骨联合上缘连线的中点,垂直于床面。

3. 呼吸状态

平静呼吸后屏气曝光。

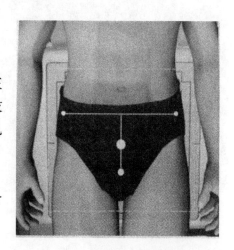

图 2-1-1 骨盆前后位摄影体位

4．滤线设备

滤线器（＋）。

5．焦 – 片距

焦 – 片距为 90 cm。

6．正常表现（见图 2-1-2）

（1）照片包括全部骨盆，诸骨及股骨近端 1/4，且左右对称，骨盆腔位于照片的正中位置。

（2）耻骨不与骶椎重叠，两侧大粗隆内缘与股骨重叠 1/2。

（3）两侧髂骨与其他诸骨密度均匀，且骨纹理清晰可见。

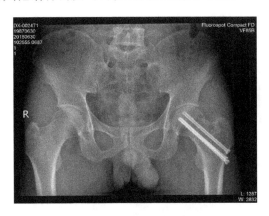

图 2-1-2　骨盆前后位片

7．注意事项

（1）摄影前应尽量清洁肠道，排空膀胱尿液。

（2）骨盆外伤应注意避免因移动造成不必要的损伤。

（3）因骨盆结构复杂，中心线入射点对各部投影有较大影响，摄影时应充分利用体表定位标志。

（4）骨盆部位组织密度高、厚度大，摄片时应采用滤线器和过滤板技术，同时要根据被检者体形选择适当的摄影条件进行摄影，从而提高照片的清晰度。

（5）骨盆摄影的呼吸方式为平静呼吸时曝光。

（6）胶片尺寸：骨盆整体片胶片多用 30 cm × 38 cm。

二、骶髂关节正位

1．摄影体位

同骨盆前后位摄影体位。

2．中心线

向头侧倾斜（15 ～ 25°），通过两侧髂前上棘连线之中点射入。

3. 呼吸状态

平静呼吸后屏气曝光。

4. 滤线设备

滤线器（＋）。

5. 焦-片距

焦-片距为 90 cm。

6. 正常表现

骶髂关节、骶柱、腰骶关节及第 5 腰椎。摄片目的,检查骶髂关节的病变,如类风湿性关节炎、骶髂关节结核等症状(见图 2-1-3)。

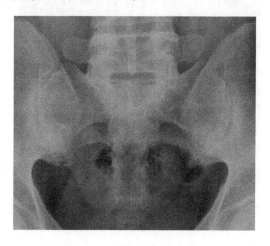

图 2-1-3　骶髂关节正位片

三、骶髂关节斜位

1. 摄影体位

被检者仰卧于摄影台上,被检侧抬高与台面成(20～25°),将被检侧髂前上棘内侧 2.5 cm 处置于台面中线,胶片上缘达髂嵴上 3 cm,下缘包括耻骨联合。

2. 中心线

垂直通过被检侧髂前上棘内侧 2.5 cm 处入射。

3. 呼吸状态

平静呼吸后屏气曝光。

4. 滤线设备

滤线器（＋）。

5. 焦-片距

焦-片距为 90 cm。

6. 正常表现

一侧(抬高侧)骶髂关节间隙的骶髂关节切线位影像。

四、静脉肾盂造影及正常表现

静脉肾盂造影(intravenous pyelography, IVP) 又称排泄性尿路造影或静脉尿路造影,是一种将有机碘水溶性造影剂注入被检者的静脉血管里,将造影剂通过泌尿系统排泄的过程进行 X 线摄影检查的方法。IVP 是泌尿系统疾病常用的检查方法,它可以观察泌尿系统的形态,了解两肾的排泄功能。

(一) 适应证

(1)尿路结石、结核、囊肿、肿瘤、慢性炎症和先天性畸形;

(2)原因不明的血尿和脓尿;

(3)尿路损伤;

(4)腹膜后肿瘤的鉴别诊断;

(5)肾性高血压的筛选检查;

(6)了解腹膜后包块与泌尿系统的关系。

(二) 禁忌证

(1)碘过敏及甲状腺功能亢进者;

(2)严重的肾功能不良者;

(3)急性尿路感染;

(4)严重的心血管疾患及肝功能不良。

(三) 对比剂

常用 76% 复方泛影葡胺。成人用量一般为 20 mL,少数肥胖者可用 40 mL。儿童剂量则以 0.5 ~ 1.0 mL/kg 计算,6 岁以上即可用成人量。必要时可选非离子型对比剂。

(四) 造影前的准备

(1)造影前 2 天不吃多渣和易产气的食物,禁服钡剂、碘剂,含钙或重金属的药物;

(2)造影前日晚服泻药,口服蓖麻油 30 mL 或泡服中药番泻叶 5 ~ 10 g;

(3)造影前 12 h 禁食及控制饮水;

(4)造影前先行腹部透视,如发现肠腔内产物较多,应做清洁灌肠或皮下注射垂体加压素 0.5 mL,促使肠内粪便或气体排出;

(5)摄取全尿路平片以备与造影片对比诊断;

(6)做碘过敏试验,并向患者介绍检查过程以取得患者的合作。

(五) 检查技术

被检者仰卧在摄影床上,先拍一张腹部平片(见图 2-1-4),将 2 个圆柱状棉垫呈倒"八"字形压迫在两侧髂前上棘连线水平上,此水平相当于输尿管进入骨盆处,输尿管可有效阻断其通路。在棉垫之上放血压表气袋,用多头腹带将腹部束紧,然后由静脉注入对比剂。当注入对比剂 1~2 mL 后减慢速度,观察 2~3 min,如被检者无不良反应即将对比剂在 2~3 min 内注完,必要时可缩短注药时间。对比剂注射完毕,给血压表气袋注气,压力为 80~100 mmHg 压迫输尿管,以阻止对比剂进入膀胱,有利于肾盂充盈显示,注药结束后 7,15,30 min 各摄肾区片 1 张(见图 2-1-5、图 2-1-6、图 2-1-7)。肾盂肾盏显影良好时,解除腹压带摄全尿路片 1 张(见图 2-1-8),若 30 min 后肾盂显影淡或不显影,膀胱内又无对比剂,应解除腹带,延长至 1~2 h 后从肾区摄片。

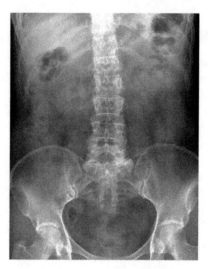

图 2-1-4 腹部平片图

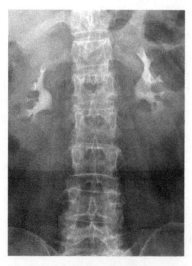

图 2-1-5 静脉肾盂造影 7 min

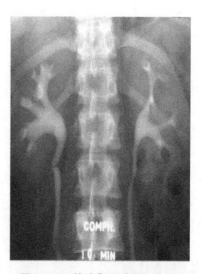

图 2-1-6 静脉肾盂造影 15 min

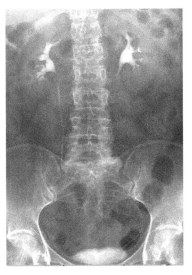

图 2-1-7　静脉肾盂造影 30 min

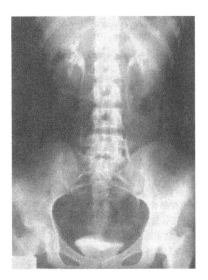

图 2-1-8　解压后 KUB

（六）正常表现

应用常规法静脉肾盂造影时，肾盂肾盏在 7 min 所摄照片上影像显示较淡，15 min 后影像清晰。正常肾盂多呈三角形，上缘凸，下缘凹呈弧形弯曲，基底位于肾窦内，尖端向内下与输尿管相连。在全尿路片上输尿管呈细带状影，膀胱内虽对比剂充盈，但因量较少充盈不足，故膀胱上方多呈凹陷状，正常两侧肾盂肾盏密度相等。

（七）注意事项

（1）腹部有巨大肿块、腹水或肥胖的患者压迫输尿管有困难时，可采用倾斜摄影床面的方法，使被检者头低足高 30°，以减缓对比剂及尿液流入膀胱的速度；

（2）若因腹带压力过大，出现迷走神经反应或下肢供血不足时，应减小腹带压力或暂时松解，待症状缓解后再重新加压或采用头低足高位继续造影，症状严重者应立即解除腹带，进行对症治疗；

（3）对于年老体弱、腹主动脉瘤及腹部手术后不久的患者，也可采用以下方法：将双倍量的对比剂在 3 min 内注射完毕，不加压迫带，取头低足高 15°位，这样被检者无压迫之苦，且能达到诊断要求。

五、逆行肾盂造影及正常表现

逆行肾盂造影（retrograde pyelography）是指在膀胱镜的观察下，将输尿管导管插入输尿管，注入造影剂，使肾盏、肾盂、输尿管充盈达到显影效果（见图 2-1-9）。

（一）适应证

（1）碘过敏者；

（2）静脉肾盂造影不能达到诊断目的者；

（3）输尿管疾患者；

（4）邻近肾及输尿管的病变。

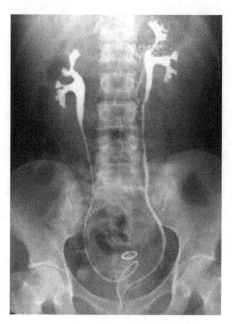

图 2-1-9　逆行肾盂造影

（二）禁忌证

（1）尿道狭窄；

（2）肾绞痛及严重血尿、泌尿系统感染；

（3）严重膀胱病变禁做膀胱镜检查者；

（4）心血管疾患及全身性感染者。

（三）对比剂

常用 76% 复方泛影葡胺稀释至 35% 左右，一般用量为每侧 10～20 mL，具体用量根据临床实际操作而定。如有阳性结石可选用气体。

（四）造影前准备

检查前清洁灌肠，清除肠道内积粪和气体；禁食有关药物；摄尿路平片。但不必禁水和做碘过敏试验。

（五）检查技术

由泌尿外科医师在手术室膀胱镜下，将导管送至输尿管中，患者仰卧于摄影床上，摄腹部平片一张，观察导管的位置及腹部情况。若导管过高，应拔出一些；若导管过低，在推注造影剂时要加大压力。若肠道准备欠佳，干扰大，应终止检查。整个造影过程，每一次推注造影剂时都应及时透视、摄片，随时调整推注造影剂的压力和导管位置，直至拔出导管，必要时还要加摄立位片。在造影过程中，要根据病史和影像学表现，调整推注造影剂的压力和药量，如插管过低时要加大压力，有逆流时要减小压力；当肾盂肾盏显影不佳时要加大药量；当输尿管显影不佳时，在调整导管位置的同时推注造影剂，并及时摄影，或在推注造影剂的同时进行摄片。当某段输尿管显影不佳或梗阻平面不确定时，根据情况及时或延迟加摄立位片。

（六）正常表现

对比剂浓度较高，肾盂肾盏与周围组织对比良好，造影清晰，优于静脉肾盂造影。

（七）注意事项

如果注射压力过高或速度过快会造成对比剂的肾脏回流，需正确认识，以免误诊。

六、肾动脉 DSA 及正常表现

（一）术前准备

1．患者准备

（1）向患者及其家属交代造影目的及可能出现的并发症和意外，签订造影协议书。

（2）向患者解释造影的过程及注意事项，以消除患者顾虑，争取术中配合。

（3）检查心、肝、肾功能，以及血常规和出凝血时间。

（4）必要的影像学检查，如 B 超、CT 等。

（5）碘剂及麻醉剂按药典规定进行必要的处理。

（6）术前 4 h 禁饮食，排空大小便，并训练患者屏气。

（7）穿刺部位常规备皮，必要时给予镇静剂。

（8）建立静脉通道，便于术中用药及抢救。

2．器械准备

（1）心血管 X 线机及其附属设备。

（2）造影手术器械及消毒包。

（3）穿刺插管器材，如穿刺针、导管鞘、导管和导丝等。

（4）压力注射器及其针筒、连接管。

3．药品准备

（1）对比剂：非离子型造影剂。

（2）麻醉剂、抗凝剂及各种抢救药物。

（二）操作方法

（1）采用 Seldinger 技术，行股动脉或肱动脉穿刺插管。

（2）先行腹主动脉造影，再行选择性肾动脉造影，必要时行超选择性肾段动脉造影。选择性肾动脉造影时插入导管不宜过深，以免造成肾缺如假象。

（3）注射参数包括：肾动脉造影对比剂用量 10~15 mL/次，注射流率 5~7 mL/s；段动脉造影对比剂用量 4~6 mL/次，注射流率 2~3mL/s。

（4）造影体位为正位，必要时加摄斜位，影像增强器向同侧倾斜（7~15°）。

（5）造影程序为 36 帧/s，注射延迟 0.5 s。屏气状态曝光至微血管期和静脉早期。

（6）造影完毕拔出导管，局部压迫 10~15 min 后加压包扎。

（7）摄影技师认真填写检查申请单的相关项目和技术参数，并签名。

（三）正常 X 线表现

正常 X 线表现（见图 2-1-10），检查分三期：

1. 肾动脉期

肾动脉主干及分支显影，自主干至分支逐渐变细，走行自然，边缘光滑，无扩张、狭窄及中断。

2. 肾实质期

肾脏弥漫性显影，轮廓、大小和形态可清楚分辨。

3. 肾静脉期

肾静脉显影，但不是很清晰。

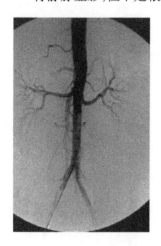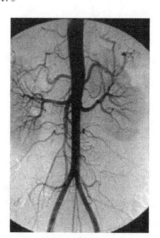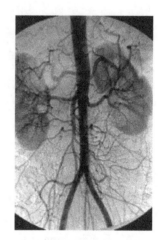

图 2-1-10　肾动脉 DSA

七、子宫输卵管造影及正常表现

子宫输卵管造影术（hystreosalpingography，HSG）是妇产科不孕症常用的检查方法之一，是通过导管向子宫腔及输卵管注入碘化油造影剂，根据造影剂在输卵管及盆腔内的显影情况判断输卵管是否通畅、阻塞部位及宫腔形态。

（一）造影前准备

1. 手术时间的选择

月经结束后 3～7 天为宜,最佳时间为月经结束后 4～6 天,在此期间禁止同房,如确定为宫颈内口松弛症,应在排卵后施术。

2. 造影剂的选择

目前使用碘造影剂,分油溶性与水溶性两种。

（1）碘油(40% 碘化油)密度大,显影效果清晰,刺激性小。但检查时间长,残存油不易吸收,可引起异物反应性肉芽肿;如多量渗入静脉,可致油栓。

（2）碘水(76% 泛影葡胺液、碘海醇),刺激性小,不产生异物反应,逆流入淋巴系统和血管的机会少,逆入后副作用小,不必做特殊处理。显示子宫、输卵管细微结构明显优于碘油,有利于发现较小病变。

3. 碘过敏试验

每次造影前必须做过敏试验,详细询问过敏史并做好急救准备。碘过敏试验阴性方能造影。

4. 患者肠道准备

造影前排空大、小便。

（二）造影方法

患者排空膀胱后取仰卧位,两膝屈曲分开,常规消毒外阴、阴道,铺无菌孔巾,以窥阴器暴露宫颈,碘伏消毒宫颈及穹窿部,在宫颈两旁注射 1% 利多卡因,宫颈钳固定宫颈前唇,并顺子宫方向探测宫腔深度,经子宫颈外口插入双腔气囊管,采用双腔一囊,插管前先向导管内注入生理盐水以排出管腔内气体,插管后经侧孔注入气体或生理盐水 3 mL 左右,使球囊扩张并卡于宫颈内口,在荧光透视下缓慢注入造影剂,观察其进入子宫时流经输卵管的情况,X 光机摄片 1 张,24 h 后再摄片。若发现盆腔内有散在碘化油,则表示输卵管畅通,如不通可由碘化油的积聚来确定阻塞部位。

（三）正常表现

子宫输卵管造影是先将造影剂充满子宫腔,而后造影剂通过输卵管流入腹腔并在腹腔内扩散,因此 HSG 造影像是子宫输卵管内腔的形状,而不是它们的外形。正位:子宫腔呈倒置三角形,一般位于盆腔中央,底边在上,为子宫底,上部两侧为子宫角与输卵管相通,下端与子宫颈管相连;子宫腔边缘光滑,两侧壁及底部略向内凹。子宫颈管呈长柱状,其黏膜皱襞呈羽毛状表现;两侧输卵管自子宫角向外下走行,管腔纤细,呈迂曲柔软的线状影,由于其本身具有蠕动性,造影剂的充盈可不连续;输卵管在子宫壁内的部分称间质部,近子宫部分细而直为峡部,远端为粗大的壶腹部,壶腹部的末端呈漏斗状扩大,称为伞端;若输卵管通畅,造影剂充盈到一定程度即自伞部流入盆腔(见图 2-1-11、图 2-1-12、图 2-1-13、图 2-1-14)。在造影后 24 h 摄第 2 张片,可显示碘化油扩散于卵巢、子宫、膀胱、肠壁与盆腔壁之间,形成条纹状或条片状"涂抹"征(见图 2-1-14)。

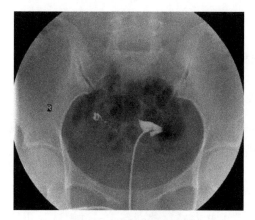

图 2-1-11　子宫输卵管造影(1)
(向宫腔内注射造影剂)

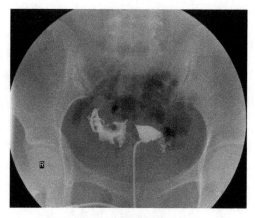

图 2-1-12　子宫输卵管造影(2)
(继续注射造影剂)

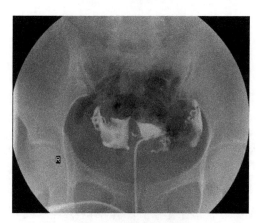

图 2-1-13　子宫输卵管造影(3)
(造影剂进入腹腔)

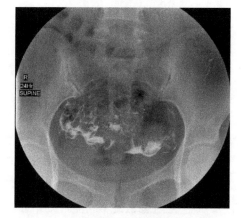

图 2-1-14　子宫输卵管造影"涂抹"征
(造影剂在盆腔内弥散)

任务2 盆部CT检查技术及正常表现

一、肾上腺CT检查技术

肾上腺是重要的内分泌器官,位于两侧肾脏的上方。肾上腺左右各一,位于肾的上方,共同为肾筋膜和脂肪组织所包裹。左肾上腺呈半月形,右肾上腺呈三角形。

(一)CT检查适应证

主要适应于:

(1)功能性肾上腺疾病,嗜铬细胞瘤等;

(2)非功能性肾上腺肿瘤;

(3)肾上腺转移瘤,肾上腺癌神经母细胞瘤等;

(4)肾上腺结核;

(5)不明原因的高血压、低血压或其他内分泌症状,临床不能确诊病症。

(二)CT检查禁忌证

有严重心、肝、肾功能不全,或者对含碘对比剂过敏者不宜做增强扫描。

(三)扫描参数

表2-2-1所示为肾上腺CT扫描参数。

表2-2-1 肾上腺CT扫描参数

扫描设备	16层螺旋CT	二次重建/备注
患者准备	检查时脱去外衣及有金属纽扣、拉链的衣服,去除皮带、钥匙等金属物品	
检查体位	仰卧,双上肢上举抱头,身体置于检查床中间及扫描野中心	
静脉对比剂	平扫:无 增强:300~350 mg/mL,80~100 mL	
速率	平扫:无 增强:2~3 mL/s	
扫描延迟	平扫:无 增强:动脉期:25~35 s 　　　实质期:60~70 s	
呼吸方式	吸气后屏气	
定位像	正位	
扫描范围	胸12上缘至右肾下极下缘1 cm处	
扫描方式	螺旋扫描	

续表

扫描设备	16 层螺旋 CT	二次重建/备注
管电压/kV	120	
管电流量/mAs	120	
螺旋时间/s	0.5	
层数×准直/mm	16×0.75	
FOV/mm	300~400	
重建层厚/mm	3.0~5.0	≤1.0
层间距/mm	3.0~5.0	≤1.0
重建算法	软组织	软组织
窗宽、窗位(软组织窗)	W250-350,C35-60	W250-350,C35-60
图像照相	3.0~5.0 mm 从肾上腺上极至肾脏下极横断面软组织窗及病灶放大图像。病灶部位平扫和各期增强的 CT 值图像	冠状面 MPR:肾上腺,肾概貌;矢状面 MPR:肾上腺,肾发现病变时补充显示
注意事项	增强检查后留观 15~30 min,以防止对比剂过敏反应发生	
图像后处理		MPR(横断面≤1.0 mm,采用 2/3 重叠重建),冠状面和矢状面

(四)肾上腺在横断层面上的毗邻结构

在第 1 腰椎椎体水平层面,双侧肾脏的前方可见肾上腺,右侧肾上腺位置较高,在肝右叶后段与膈肌脚的间隙内,通常呈条状或倒"V"形,左侧肾上腺在胰腺后方,常呈三角形或倒"V"形(见图 2-2-1、图 2-2-2)。

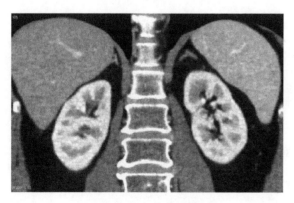

图 2-2-1　肾上腺 CT 冠状面

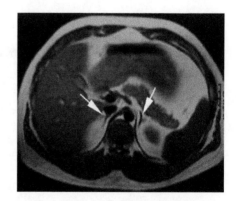

图 2-2-2　肾上腺 CT 横断面

二、肾、输尿管、膀胱 CT 检查技术

肾脏是位于后腹膜的实质性器官,长径 10~12 cm,横径 5~6 cm。实质分皮质与髓质两部。肾门在肾的中部,充满脂肪,肾动、静脉在肾门汇合到腹主动脉及下腔静脉。

（一）CT 检查适应证

主要适应于：

（1）泌尿系统外伤及出血；

（2）泌尿系统先天性畸形；

（3）囊性病变:肾囊肿、多囊肾；

（4）泌尿系统结石、积水；

（5）感染性病变:肾、输尿管结核、脓肿、肾炎等；

（6）肿瘤性病变:泌尿系统良性、恶性肿瘤的诊断和鉴别诊断。

（二）CT 检查禁忌证

有严重心、肝、肾功能不全,或者对含碘对比剂过敏者不宜做增强扫描。

（三）扫描参数

表 2-2-2 所示为膀胱 CT 扫描参数。

表 2-2-2　膀胱 CT 扫描参数

扫描设备	16 层螺旋 CT	二次重建/备注
患者准备	检查前一周不服用含重金属元素的药物,禁做 X 线钡剂食管、肠胃检查,以及钡剂灌肠;检查时脱去外衣及有金属纽扣、拉链的衣服,去除皮带、钥匙等金属物品	
检查体位	仰卧,上肢上举抱头,身体置于检查床中间及扫描野中心	
口服对比剂	肾、输尿管:口服水 500 ~ 1 000 mL; 膀胱:口服水 1 000 ~ 1 500 mL 使膀胱充盈	
静脉对比剂	平扫:无 增强:300 ~ 350 mg/ml,80 ~ 100 mL	
速率	平扫:无 增强:2 ~ 3 mL/s	
扫描延迟	平扫:无 增强:动脉期:30 ~ 90 　　　实质期:70 – 120 秒 　　　延迟期:5 – 10 分钟	
呼吸方式	吸气后屏气	
定位像	正位	
扫描范围	肾上腺上极至耻骨联合下缘	
扫描方式	螺旋扫描	
螺旋时间/s	0.5	
管电压/kV	120	

续表

扫描设备	16 层螺旋 CT	二次重建/备注
管电流量/mAs	120	
覆盖范围	12 mm/圈	
层数×准直/mm	16×0.75	
FOV/mm	300~400	
重建层厚/mm	5~10.0	≤1.0
层间距/mm	5~10.0	≤1.0
重建增量/mm	5~10.0	≤1.0
重建算法	软组织	软组织
窗宽、窗位(软组织窗)	W250-350,C35-60	W250-350,C35-60
图像后处理		MPR(横断面≤1.0mm,采用2/3重叠重建)冠状面和矢状面
图像照相	5.0~10.0 mm,从肾上腺上极至耻骨联合下缘横断面软组织窗及病灶放大图像。病灶部位平扫和各期增强的 CT 值图像	冠状面 MPR:肾、输尿管、膀胱全程显示;矢状面 MPR:肾、膀胱发现病变时补充显示;CPR:平扫或增强扫描后输尿管全程显示;MIP:增强扫描后肾、输尿管、膀胱全程显示

(四) 肾脏 CT 正常表现

平扫时肾皮质与肾实质 CT 值相似,两者不易区分,肾窦内因有脂肪充填,呈低密度。增强扫描,一般于造影剂注入 15 s 左右进行,肾皮质明显强化,易与低密度的髓质区分,1 min 左右,肾髓质逐渐强化,与肾皮质密度相等,肾盂、肾盏随着造影时间的延长密度逐渐增高(见图 2-2-3)。

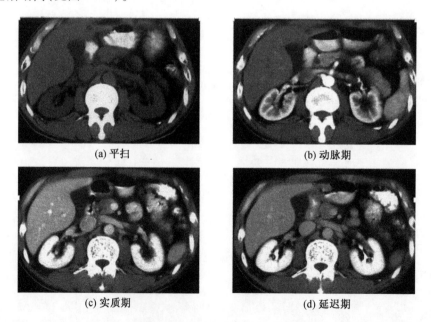

(a) 平扫   (b) 动脉期

(c) 实质期   (d) 延迟期

图 2-2-3 肾脏 CT 平扫 + 增强

三、盆腔 CT 检查技术

盆部(pelvis)以骨盆作为支架,由覆盖于其内的盆壁肌、盆底肌及其筋膜共同围成盆腔和盆腔内的脏器所组成。盆腔内的脏器主要包括泌尿系统和生殖系统。

(一) CT 检查适应证

主要适应于:

(1) 盆腔内炎症性病变;

(2) 前列腺肿瘤、增生和脓肿等的诊断和鉴别诊断;

(3) 发育异常:畸形、输尿管异位开口、囊肿等;

(4) 盆腔良、恶性肿瘤的诊断和鉴别诊断;

(5) 其他隐匿性病变,如脓肿、血肿和肿大淋巴结的诊断;

(6) 手术后随访,观察有无并发症。

(二) CT 检查禁忌证

有严重心、肝、肾功能不全,或者对含碘对比剂过敏者不宜做增强扫描。

(三) 扫描参数

表 2-2-3 所示为盆腔 CT 检查扫描参数。

表 2-2-3　盆腔 CT 检查技术扫描参数

扫描设备	16 层螺旋 CT	二次重建/备注
患者准备	检查前一周不服用含重金属元素的药物,禁做 X 线钡剂食管、胃检查,以及钡剂灌肠;检查时脱去外衣及有金属纽扣、拉链的衣服,去除皮带、钥匙等金属物品	
检查体位	仰卧,双上肢上举抱头,身体置于检查床中间及扫描野中心	
口服对比剂	检查前一晚和次日早晨分 5 次口服 1.0% ~1.5% 阳性对比剂 1500 mL,检查前膀胱需充盈	
静脉对比剂	平扫:无 增强:300 ~350 mg/mL,80 ~100 mL	
速率	平扫:无 增强:2 ~3 mL/s	
扫描延迟	平扫:无 增强 :65 ~75 s	
呼吸方式	吸气后屏气	
定位像	正位	

续表

扫描设备	16 层螺旋 CT	二次重建/备注
扫描范围	髂前上棘水平至耻骨联合下缘	
扫描方式	螺旋扫描	
管电压/kV	120	
管电流量/mAs	160	
覆盖范围	12 mm/圈	
层数×准直/mm	16×0.75	
螺距/mm	0.75(或相当)	
FOV/mm	300～400	
重建层厚/mm	5.0～10.0	3.0;≤1.0
层间距/mm	5.0～10.0	3.0;≤1.0
重建算法	软组织	3.0 软组织;1.0 标准
窗宽、窗位(软组织窗)	W250－350;C35－60	W250－350;C35－60
图像后处理		MPR(横断面≤1.0mm,采用2/3重叠重建,冠状面和矢状面)
图像照相		冠状面和矢状面:盆腔概貌和病变大小、位置,以及与周围组织关系,如淋巴结等,必要时放大图像拍摄
注意事项	增强检查后留观 15～30 min,以防止发生对比剂过敏反应	

(四) 正常女性盆腔的 CT 正常表现

子宫体在 CT 上易于识别,显示为横置的密度较高的梭形影像,CT 值 40～80HU,宫体中央密度可略低。子宫大小受年龄和生理状态的影响,一般成人前后径为 1.5 cm,左右径为 3～5 cm,老年人子宫较小。膀胱充盈程度也影响子宫的大小。宫颈在宫体下方层面,呈卵圆形软组织影。增强扫描,子宫密度均匀增加,膀胱内造影剂为高密度,盆腔内血管、输尿管显示为高密度,易于识别(见图 2-2-4)。

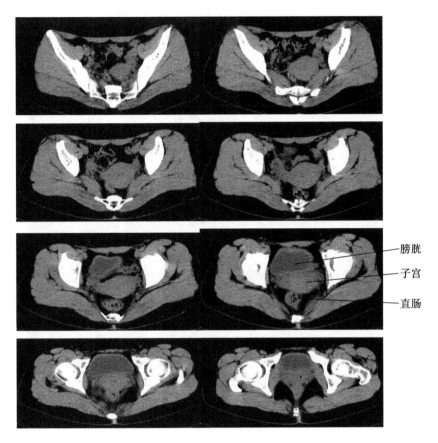

膀胱

子宫

直肠

图 2-2-4　女性盆腔 CT 平扫

（五）男性盆腔 CT 正常表现

男性盆腔 CT 正常表现见图 2-2-5。

1. 前列腺

呈圆形或卵圆形,密度均匀、轮廓清楚的软组织密度影,其大小随年龄变化而变化,30 岁左右男性,前列腺上下径平均约 30 mm,前后径约 23 mm,左右径约 31 mm;60 ~ 70 岁的检查者此 3 项径线平均值分别为 50,43,48 mm。随年龄增加,前列腺钙化的发生率也相应增加,50 ~ 70 岁年龄组可达 60%,CT 上呈散在点状或圆形的致密影,增强扫描呈中度强化。CT 上不能清晰区分前列腺各解剖带区,也不能分辨出前列腺被膜。

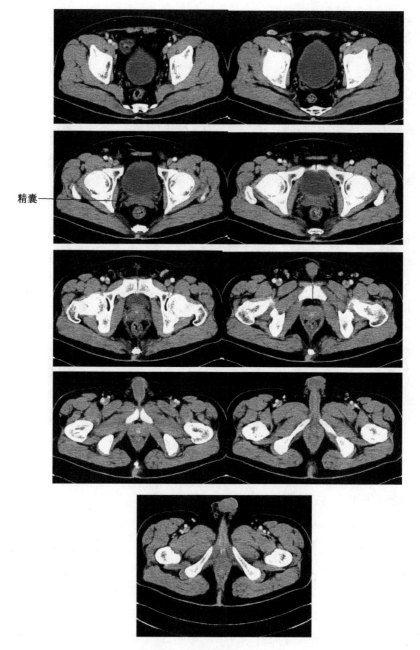

精囊

图 2-2-5 男性盆腔 CT 平扫

2. 输精管盆部、精囊和射精管

平扫精囊呈"八"字形均匀软组织密度影,CT 值 30 ~ 75 HU,双侧共长 6 ~ 8 cm,在周围低密度脂肪组织的衬托下显示清楚,精囊周围的静脉丛显示为点、条索状的软组织影。增强扫描呈中度强化。精囊前缘与膀胱后壁之间的精囊角为脂肪间隙,CT 显示上为低密度影,增强无强化。

任务3 盆部 MRI 检查技术及正常表现

一、扫描技术

(一) 检查前准备

常规盆腔 MRI 成像检查前 2 h 需饮水 500 mL,达到膀胱呈充盈状态,但不能充盈过度,过度充盈会产生搏动性伪影,且膀胱壁过度伸展会影响小病变的显示。如果检查肠道可提前使用抑制蠕动药物。如应用直肠内线圈检查前列腺,检查前应常规清洁灌肠。

(二) 线圈及体位

采用体部相控阵线圈或体部包绕式柔线圈(见图 2-3-1)。仰卧位头先进或足先进均可,横断面定位光标应正对耻骨联合上缘的两侧髂前上棘。矢状位定位光标应正对被检者身体中线。

被检者仰卧,身体长轴与床面长轴一致,足或头先进,双臂上举过头或置于身体两侧,双膝后方垫坡垫。将呼吸补偿感压器置于呼吸幅度最大的部位,加腹带时要松紧适度(见图 2-3-2)。

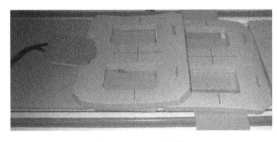
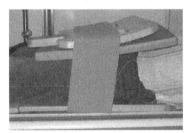

图 2-3-1 盆部线圈   图 2-3-2 盆部线圈摆位

(三) 常规成像方位及序列

盆腔成像常规采用 SE,FSE 序列横断面,T_1WI,T_2WI 成像为主,配合矢状面和冠状面成像,可选用 GRE 及 STIR 序列(见图 2-3-3、图 2-3-4、图 2-3-5)。常规层厚度为 3~5 mm,间距30%;相位编码方向:横断面采用 LR 方向,矢状面采用 LR 方向或 HF 方向,冠状面采用 LR 方向。

盆腔 MRI 检查最常用的是横断面和矢状面,前者显示盆腔脏器的前后、左右毗邻关系较好,后者显示上下及前后关系较清晰。对睾丸检查,以冠状面最佳,横断面次之。盆腔 MRI 较常用的层厚为 5~10 mm;较高磁场强度的 MRI,由于信噪比好,可选择

3 mm 的层厚。薄层扫描有利于发现细小结构(如睾丸)及其病变。中低磁场强度 MRI 若层厚太薄,会因信号太低而致图像质量下降。

常规检查序列为 SE,要求利用该序列获得 T_1 和 T_2 这两种不同的加权像。T_1WI 图像具有清晰显示盆腔结构的优势,而 T_2WI 图像对病灶敏感。常规 SE 序列成像时间长,检查期间易出现肠蠕动及不自主运动伪影,目前已被快速成像序列如 FSE(Fast SE,GE;Turbo SE,Siemens)及 RARE,FLASH 取代。

常规条件下,T_1WI 成像矩阵可选择 256×256,$2 \sim 4$ 次信号平均;T_2WI 中,由于 T_R 长,成像矩阵及信号平均次数不能选择太大,一般为 128 或 192×256,2 次信号平均。

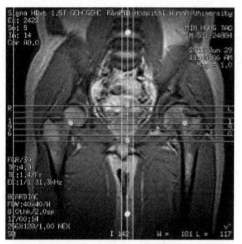

图 2-3-3　男性盆腔 MRI 定位像(冠状面)

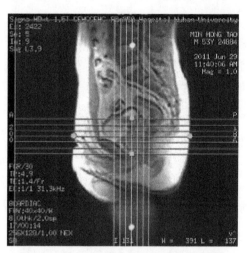

图 2-3-4　男性盆腔 MRI 定位像(矢状面)

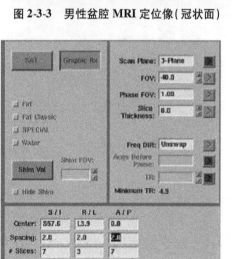

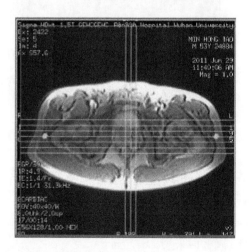

图 2-3-5　男性盆腔 MRI 定位像(横断面)

（四）对比剂增强

1. 造影剂

0.5 mol/L（Gd – DTPA），0.1 mmol/kg，0.5~1 mL/s 静脉注射。

2. 扫描序列

采用常规 SE T_1 加权成像，针对病灶进行横断面、冠状面、矢状面扫描。

3. 动态增强扫描

在 MR 平扫基础上，确定扫描的特定层面，选快速序列如 FLASH，完成一次扫描仅需 10~30 s，从注射对比剂后 26 s 内，获得第一张 MR 像代表动脉期，多次重复上述过程，可达到动态观察局部信号变化的目的。由于这种信号的变化反映了观察区组织的血供状态和血管通透性，因而有利于病灶的定性诊断。

（五）应用技巧

（1）呼吸运动较重的患者，可使用屏气扫描；

（2）子宫扫描以矢状面为优，前列腺、膀胱及卵巢扫描以横断面及冠状面为优；

（3）宫颈及前列腺检查可配合腔内线圈使用。

二、盆腔各脏器扫描技术

（一）前列腺

前列腺位于盆腔底部，体积较小，一般配合进行小视野高分辨扫描，扫描范围应包括全骨盆，观察有无骨转移或盆腔淋巴结肿大。

（二）膀胱

线圈选择、FOV 大小和矩阵大小的选择与肾脏检查类似，一般配合施加脂肪抑制技术，有利于减少化学位移伪影和腹壁运动伪影。根据需要，还可增加水成像序列的扫描。

常规行 SE 序列横断面和矢状面 T_1WI 和 T_2WI 检查，层厚 10 mm 或 5 mm。一般用体部表面线圈，但对小病变显示欠佳；使用相阵列表面线圈和直肠腔内表面线圈，则能提高影像的空间分辨率及信噪比，有利于小病变的发现和病变细节的显示。当平扫发现膀胱壁病变，尤其是肿块性病变时，需行增强 MRI 检查。

（三）女性盆腔

1. 常规扫描方位

子宫的 MRI 检查以矢状面为主，辅以冠状面和横断面；附件的检查以横断面和冠状面为主。

2. 成像序列

序列有矢状面的 FSE T_2WI，SE T_1WI，通常需要施加脂肪抑制技术。

3. 盆腔血管成像

盆腔的血管检查,仍以 CE-MRA 为主。

三、盆部脏器 MR 正常表现

(一) 膀胱

MRI 多平面成像能显示出膀胱的复杂解剖结构。T_1WI 膀胱呈低信号的囊状结构,膀胱壁和尿液对比良好,边缘锐利(见图 2-3-6)。T_2WI 尿液呈高信号,膀胱壁呈环绕尿液的线样暗带。膀胱壁厚度因膀胱充盈状态不同而不同。正常膨胀状态下其厚度不超过 5 mm。膀胱侧壁在横断面和冠状面上显示较好,顶部和颈部在矢状面和冠状面上显示最好。正常膀胱壁在频率编码梯度方向可能会出现化学位移伪影,表现为膀胱壁一侧的高信号带,另一侧的低信号带。当病变受伪影影响时,可旋转频率编码的方向,改变伪影的位置。脂肪抑制技术能减少化学位移伪影。周围脂肪 T_1WI 呈高信号,T_2WI 呈中等信号。周围血管和输精管呈低信号的管状结构,围绕膀胱底部。

顺磁性造影剂经肾脏浓集后,在膀胱内呈"分层效应"。在 T_1WI 上,浓集造影剂比重比尿液大,位于底层,呈低信号;稀释的尿液位于中层,呈高信号;上层为未磁化尿液,呈低信号。正常膀胱壁在增强 SE 序列扫描 T_1WI 上轻度强化,不易看到,在脂肪抑制技术扫描 T_1WI 上增强明显。

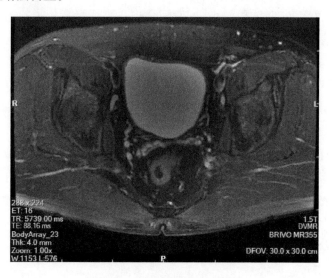

图 2-3-6 男性膀胱 MRI 表现

(二) 前列腺

前列腺紧贴膀胱尿道开口(膀胱颈)下缘,呈栗子形,尖端向下,位于耻骨联合后,其后缘由直肠膀胱筋膜和直肠相分隔,下缘和支撑盆腔脏器的尿直膈相贴。前列腺大小与年龄有关,30 岁左右,上下径平均约 30 mm,前后径约 23 mm,左右径约 31 mm;60 ～

70 岁,此三径分别为 50,43,48 mm。

前列腺由腺体和非腺体组织组成,腺体组织分为周边带(含腺体 70%)、中央带(含腺体 20%)和移行带(含腺体 5%)。非腺体组织包括纤维肌束和尿道。

常规体部线圈条件下,整个前列腺在 T_1WI 表现为均匀一致的 MR 信号,信号强度与盆壁横纹肌相近,一般不能区分前列腺的区带。若采用高磁场+直肠内线圈成像,则可区分周边带(稍低信号)和中央腺体部(中央带和移行带合称)(中等信号),但二者的对比不如 T_2WI 明显。

在 T_2WI,成人可以显示带状解剖,周边带在横断面及冠状面上表现为双侧对称性新月形高信号区,等于或高于邻近脂肪组织,中央带呈中等 MR 信号,低于周边带,移行带信号低于周边带(见图 2-3-7)。MRI 区分中央带和移行带困难,由于二者位于前列腺中心,故 MRI 将此二带统称为中央腺体。在显示前列腺各区带的清晰程度方面,T_2WI 优于T_1WI,高磁场 MRI 优于中、低磁场 MRI,直肠内线圈、相共振线圈优于常规体部线圈MRI。

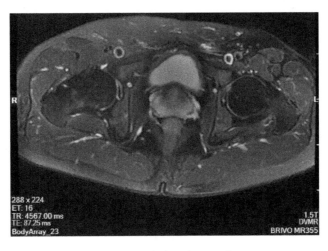

图 2-3-7　正常前列腺 MRI 表现

(三) 精囊

位于膀胱后,前列腺的上缘,直肠腹侧,呈双侧对称性卵圆形结构。MRI 显示精囊最佳的断面为横断面和冠状面。在 T_1WI 中精囊显示为双侧对称的低-中等均匀的 MR 信号,类似或稍高于邻近的闭孔内肌的信号。在 T_2WI 中,精囊显示为均匀的(体部线圈)或蜂窝状高信号(直肠内线圈),如图 2-3-8 所示。增强扫描因腺管壁强化而腺泡无强化,也可出现以低信号为主的蜂窝状。

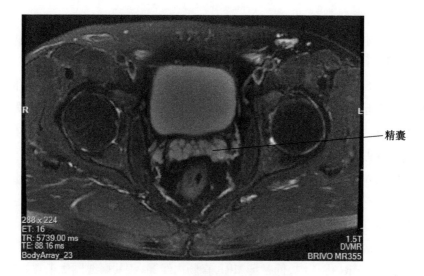

图 2-3-8　正常精囊 MRI 表现

（四）睾丸

MRI 显示双侧睾丸呈卵圆形，边界清晰，左侧一般低于右侧。在 T_1WI 中呈均匀中等信号，在 T_2WI 中呈均匀高信号，睾丸周边可见一薄层低信号带环绕，此带代表了睾丸的白膜和鞘膜。

（五）附睾

附睾头部位于睾丸上端，体尾部位于后缘，长度约 5 mm。T_1WI 信号与睾丸相近，T_2WI 信号不均匀，强度低于睾丸。

（六）子宫

子宫位于膀胱和直肠之间，前屈子宫紧贴膀胱后上缘，后屈子宫突入子宫直肠陷窝。成年女性的子宫自宫颈至宫底长 7~8 cm，左右径 4~5 cm，厚 2~3 cm，产后子宫可略大，绝经后的子宫萎缩变小。

子宫可分为子宫体和子宫颈两部分。矢状面上可以清楚地显示宫体、宫颈和阴道的关系。子宫的 MRI 表现取决于患者的年龄和激素状态：在 T_1WI 中，子宫体呈均匀一致的中等信号，与盆腔的横纹肌信号强度接近；在 T_2WI 中，可见 2~3 层不同的 MR 信号带，即内膜、结合带和肌层。内膜居子宫中央，呈均匀高信号，其厚度随月经周期而变化，增殖期 1~6 mm，分泌期 5~8 mm；结合带呈明显低信号，目前认为它属于子宫肌层的部分，低信号与该区细胞排列较致密、与自由水含量少有关。外带肌层在 T_2WI 中呈中等 MR 信号，从增殖期到分泌期，该带略增厚，信号略增强（见图 2-3-9）。宫颈在 T_2WI 上亦可看到与宫体相延续的三层结构。对于初潮前少女和绝经后妇女，T_2WI 只能显示内膜和肌层，结合带不明显，且上述二带分界模糊。

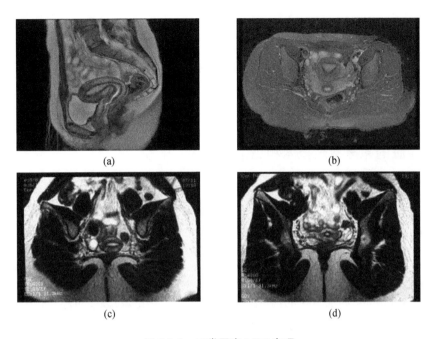

(a)　　　　　　　　　　　　　(b)

(c)　　　　　　　　　　　　　(d)

图 2-3-9　正常子宫 MRI 表现

（七）卵巢

卵巢位于子宫底部两侧后方的阔韧带的后下缘。育龄期妇女的卵巢体积相对较大，长径 2.5～5 cm，宽径 1.5～3 cm（见图 2-3-10）。妇女绝经后卵巢体积较小，仅为育龄期妇女的 1/2 左右。采用较高分辨率的连续薄层扫描常能显示卵巢的结构，在 T_1WI 中，卵巢呈均匀的低-中等信号，有时在其周围可见圆形无信号的血管结构，这是区分卵巢与肠袢的标志。在 T_2WI 中，卵巢呈明显的高信号。

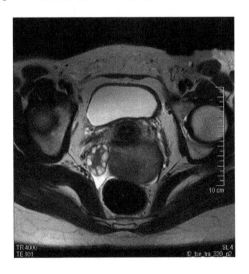

图 2-3-10　正常卵巢 MRI 表现

任务4 盆部超声检查技术及正常表现

一、肾脏的超声检查技术和正常表现

(一) 探头选择

肾、输尿管和膀胱的超声探测探头首选凸阵探头,其优点是视野广阔,容易获得整个肾的切面图像。常用的成人探头频率为 3.0~3.5 MHz,儿童探头频率为 5.0 MHz。

(二) 检查前准备

一般无须特殊准备。但若同时检查膀胱、输尿管、前列腺或盆腔其他结构,可让受检者在检查前 60 min 饮水 500 mL 并憋尿,保持膀胱适度充盈,以使肾盂、肾盏显示更加清晰。检查有无肾动脉狭窄等肾血管疾病或需了解肾肿瘤有无转移而探测肾静脉、下腔静脉和肾门淋巴结时,宜严格在空腹状态下检查,避免肠内气体的干扰。如腹腔胀气,还需隔夜服用消胀片或缓泻剂,以减少肠内气体对图像的干扰。

(三) 体位和扫查途径

1. 仰卧位侧腰部扫查

仰卧位侧腰部扫查是最常用的体位,可对肾进行冠状面及横断面的扫查。被检者仰卧于诊断床上,双臂置于枕旁。此体位适合于右上腹经肝右肾扫查(纵断和横断,需呼吸并屏气配合)。左上腹部因有胃气干扰,此途径观察左肾存在困难,需饮水使胃充盈,坐起来再查。这种扫查技术,对于观察左肾及其邻近器官如胰尾、脾脏及血管等非常有利,值得重视。

2. 侧卧位经侧腰部扫查

左侧卧位检查右肾,被检者右手上抬至头部,在右腰部利用肝脏为声窗对右肾纵断面和冠状断面检查,即右肾长轴断面检查。右侧卧位检查左肾,被检者左手抬举至头部,在左腰部利用脾脏为声窗对左肾纵断面和冠状断面检查,即左肾长轴断面检查。同时,该途径对输尿管的显示比较有利。

侧卧位系列肾脏横断扫查——短轴断面,应自上而下或自下而上进行一系列肾脏横断面扫查,常需患者呼吸配合,其图像质量常较背部扫查为好。

3. 俯卧位背部扫查

俯卧位背部扫查用于经腹扫查困难者。被检者取俯卧位,探头放置于脊柱旁,先检查长轴再根据肾长轴进行肾纵断面扫查和系列横断面扫查。有时肾上极因肺气影响显示不佳,可叮嘱被检者深呼气后屏气检查,也可根据长轴进行肾脏自上而下的横断面扫查。

（四）正常声像图

肾脏的纵断面呈椭圆形或扁卵圆形,肾的包膜清晰、光滑,呈高回声。肾皮质呈均匀的中低回声,包绕在肾髓质的外层,并有一部分伸入肾锥体之间,称肾柱。肾椎体呈卵圆形或锥形放射状排列,回声弱;小儿肾椎体回声更弱,勿误认为小囊肿。肾中央部分为肾窦区,包括肾盂、肾盏、血管和脂肪等,呈椭圆形的高回声区。一般肾窦回声的宽度占肾的1/3～1/2。当大量饮水、膀胱过度充盈、应用利尿剂或解痉药时,可出现肾窦回声分离,但通常小于1.0 cm,排尿后此现象可消失。肾皮质和肾椎体之间短线状或点状较强回声代表弓形血管。高分辨率仪器常能清楚地显示肾盏、肾盂轮廓,甚至包括其中无回声的含液部分。彩色超声能够清晰显示肾动脉及其肾内分布。

1. 肾脏的横断面声像图

肾脏的横断面在肾门部呈马蹄铁形,靠近肾的上极或下极呈卵圆形或圆形。同样,肾的周缘部分呈均匀低水平回声,中心部分呈不规则的强回声,在肾门部常见肾血管的图像(见图2-4-1)。

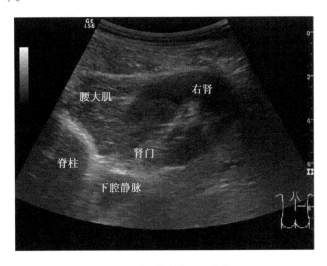

图2-4-1 肾脏的横断面声像图

2. 肾脏的冠状断面声像图

肾脏的冠状断面是与纵断面不同却而又非常重要的长轴断面。它能够显示肾脏和肾周全貌,包括肾包膜、实质(皮质、髓质)、肾盏和肾盂(见图2-4-2),以及肾动静脉。

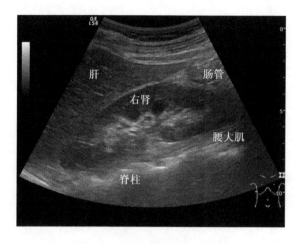

图 2-4-2　肾脏的冠状面声像图

3. 正常肾超声测值

为保证肾超声测值的可比性,测量需在标准切面上进行。

(1)长径:男性正常测值为(10.7±1.2)cm;女性正常测值为(10.3±1.3)cm。

(2)宽径:男性正常测值为(5.5±0.9)cm;女性正常测值为(5.3±1.0)cm。

(3)厚径:男性正常测值为(4.4±0.9)cm;女性正常测值为(4.1±0.8)cm。

(4)肾动脉频谱:肾动脉主干收缩期峰值流速一般小于100 cm/s,阻力指数0.56～0.70,搏动指数0.70～0.14。

二、输尿管的超声检查技术和正常表现

(一)探头选择

探头选择与肾脏检查相同。

(二)检查前准备

嘱被检者尽量保持空腹状态,以减少肠道气体干扰,多饮水待膀胱充盈后扫查。必要时在肌肉注射呋塞米后检查,以便发现输尿管不完全阻塞、不典型狭窄和小结石等病变。

(三)体位和扫查途径

探测输尿管可采用不同体位和途径做分段探测。

1. 仰卧位

被检者平卧,上肢自然上举,充分暴露腹部至耻骨联合。首先经侧腹壁对肾脏行冠状断面扫查,加压显示肾门,除了解肾盂有无扩张外,重点观察肾盂输尿管连接处及输尿管上段有无扩张及其他病变。扫查时适当加压,可排除肠气干扰。然后经前腹壁沿输尿管走行方向自上而下行纵断扫查,分别在腹主动脉和下腔静脉外2 cm左右追踪观察有无扩张的输尿管腹段,利用膀胱作声窗观察输尿管盆段有无扩张等病变。最后在

耻骨联合上方横断扫查膀胱三角区,观察输尿管壁内段及其开口处,了解有无扩张、结石现象。

2. 侧卧位

被检者充分暴露前腹、侧腹及背部。先显示肾脏长轴及肾门结构,观察肾盂、肾盂输尿管连接处及输尿管上段有无扩张及其他病变,此后沿输尿管走行方向自上而下行纵断扫查,观察输尿管腹段有无扩张。该体位可分别从前腹、侧腹及背部进行补充扫查。

3. 俯卧位

经背部先沿肾脏长轴向内纵断扫查,显示肾门结构和肾盂输尿管连接部后,再沿腰大肌走行对输尿管腹段进行纵断扫查。此体位由于髂骨影响,不能显示输尿管中下段。

(四)正常声像图

由于输尿管位置深,管径较细,故正常情况下不易显示。膀胱高度充盈时,输尿管盆段和膀胱壁内段可显示 <5 mm 的细管状结构,输尿管开口处有轻微隆起,略向膀胱突起(见图 2-4-3)。

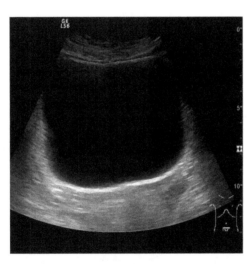

图 2-4-3 正常膀胱声像图

三、膀胱的超声检查技术和正常表现

(一)探头选择

(1)经腹壁扫查:以凸阵探头为佳,选用频率 3.5 ~ 5.0 MHz。

(2)经直肠扫查:探头选用频率 5.0 ~ 10.0 MHz。

(二)检查前准备

经腹部和直肠扫查需要膀胱适度充盈。应叮嘱患者憋尿,或在检查前 40 min 饮水 500 mL,直至患者有尿意。必要时可通过导尿管向膀胱注入无菌生理盐水 250 ~

400 mL。医生在做尿道扫查时应对探头和器械按规定进行严格的浸泡消毒。

(三) 体位和扫查途径

1. 经腹壁超声扫查

患者取仰卧位,探头放置于耻骨联合上,做纵、横系列扫查,连续观察膀胱。首先进行正中纵断扫查,在清晰显示膀胱和尿道内口后,将探头分别向左右两侧缓慢移动,直至膀胱图像消失。然后进行横断扫查,先朝足侧方向扫查膀胱颈部及三角区,随后将探头向上滑动直至膀胱颈部。

2. 经直肠超声扫查

检查前应排便或灌肠一次,患者取左侧卧位、膝胸位或截石位。检查时在探头表面涂以少量耦合剂,然后套一橡皮套(避孕套),用手指轻压橡皮套,使橡皮套与探头紧贴,中间不留空隙,再在橡皮套外涂以耦合剂,插入肛门即可检查。

在对膀胱扫查的过程中,重点观察膀胱壁的轮廓,各层回声的连续性和完整性、厚度;内壁有无局限性凹陷或隆起;有无占位性病变及其浸润程度。对占位性病变应做CDFI(彩色多普勒血流图)和频谱检查,注意肿物内血流信号特征。

(四) 正常声像图

充盈的正常膀胱,内部呈均匀的无回声,膀胱壁呈完整光滑的回声带。经腹部扫查膀胱壁各层组织隐约可分辨,但经尿道扫查,可清晰显示黏膜、黏膜下层及肌层的结构。充盈时膀胱壁厚度约 1 mm,排空后厚度约 3 mm。

膀胱横切面在耻骨联合以上显示圆形或椭圆形,在小骨盆腔内略呈四方形;纵切面略呈钝三角形。实时超声观察膀胱时,三角区可观察到输尿管喷尿现象,常为间歇性出现。使用彩色超声检查,在输尿管出口位置可见尿流信号(见图 2-4-4)。排尿后,正常膀胱腔内回声应基本上消失。

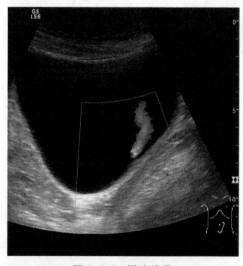

图 2-4-4 尿流信号

（五）膀胱容量及残余尿测定

（1）膀胱容量测定：膀胱容量指膀胱在充盈状态下急于排尿时所容纳的尿量，需在排尿前测定。一般在腹中线处取膀胱的纵断面，测其长径（上下径 d_1）与厚径（前后径 d_2）的厘米数，然后将探头横置，取膀胱的最大横断面，测量宽径或横径（左右径 d_3）的厘米数，按容积公式计算：$V(\text{mL}) = 0.5d_1 \times d_2 \times d_3$。正常成人膀胱容量平均约 400 mL。

（2）残余尿测定：残余尿是指排尿后未能排尽而存留在膀胱内的尿量，应在排尿后立即测定。正常情况下残余尿少于 10 mL。

测定膀胱容量和残余尿有助于了解膀胱功能及其病变程度。应用公式测定膀胱容量或残余尿与导尿方法测定结果有一定的误差。但超声测量方法简单，患者无痛苦，也无尿路感染之弊端。在治疗过程中多次测量可作为估测膀胱功能的有效方法。

四、前列腺的超声检查技术和正常表现

（一）探头选择

1. 经腹壁超声扫查

凸阵或扇形探头，成人选用频率 3.5~5.0 MHz，儿童选用频率 5.0~7.5 MHz。

2. 经会阴超声扫查

小凸阵或扇形探头，成人选用频率 3.5~5.0 MHz，儿童选用频率 5.0~7.5 MHz。

3. 经直肠超声扫查

选用双平面直肠探头或端射式直肠探头，探头频率 5.0~10.0 MHz。

（二）检查前准备

1. 经腹壁超声扫查

经腹壁超声扫查需膀胱适度充盈，但应避免过度充盈。

2. 经直肠超声扫查

经直肠超声扫查需做探头清洁、消毒。患者检查前宜排空大便，但无须膀胱充盈。

3. 经会阴超声扫查

经会阴超声扫查一般无须特殊准备。

（三）体位和扫查途径

1. 经腹壁超声扫查

经腹壁超声扫查为一般常规超声扫查途径。探头放置于耻骨上，利用充盈的膀胱作为"透声窗"，将探头向患者足侧缓慢移动，对前列腺做横向及纵向扫查。经腹壁前列腺图像质量较差，对于瘦长体型和青少年腹壁较薄者效果尚好，约有10%中老年患者的经腹壁超声前列腺图像不满意，也不适用于前列腺癌的仔细检查。

2. 经直肠超声扫查

经直肠超声扫查方法同经直肠探测膀胱扫查方法，该方法可清晰显示前列腺形态、

大小及内部结构,径线测量准确,是前列腺探测的最佳方法。经直肠扫查图像高度清晰,便于观察肿瘤、囊肿、炎症、结石等细微病变,特别适合超声引导穿刺活检。

3. 经会阴超声扫查

被检者取膝胸位或左侧卧位,局部涂以耦合剂,在会阴部或肛门前缘加压扫查,可得到前列腺的矢状面和冠状面图像。经会阴超声前列腺图像优于经腹壁超声前列腺图像,但不及经直肠超声前列腺图像。目前本方法已经较少应用,主要用于缺少直肠探头设备条件的单位,严重外痔和无肛门患者(直肠切除术后)。

(四) 正常声像图

前列腺横切面呈栗子状,包膜完整光滑,内部呈低回声,分布均匀(见图2-4-5)。前列腺纵切面呈椭圆形或慈姑形,尖端向后下方,正中矢状面可见稍凹入的尿道内口,在前列腺的后方两侧可见对称的长条状回声,为精囊。

正常前列腺的测值宽径、长径、厚径分别为4,3,2 cm。

注:精囊腺的扫查方法同前列腺。

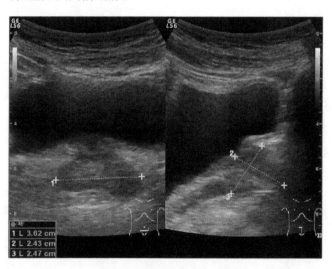

图 2-4-5　前列腺横、纵声像图

五、女性生殖系统的超声检查技术和正常表现

(一) 探头选择

女性生殖系统的超声探测首选凸阵探头,成人常用的探头频率为3.0~3.5 MHz,儿童常用的探头频率为5.0 MHz。

(二) 检查前准备

1. 经腹壁超声扫查

被检者需于检查前2 h开始饮水,急诊患者需给膀胱注射生理盐水使其充盈,要求使膀胱充盈至暴露子宫底部为止(膀胱容量相当于 500~600 mL)。充盈的膀胱不仅可在腹壁与子宫间形成一良好透声窗,而且可推开周围肠曲,从而使子宫、卵巢清晰显示。如需观察卵巢内卵泡,膀胱容量可能要达到 700~800 mL。

2. 经阴道超声扫查

被检者需提前解尿排空膀胱,重病患者需要时可予导尿。阴道内超声检查适用于已婚妇女,未婚妇女禁用。对流血期、妊娠期及急性盆腔感染妇女非绝对禁忌,可根据病情选用。

3. 经直肠超声扫查和经会阴超声扫查

经直肠超声扫查和经会阴超声扫查检查前准备同经阴道超声扫查。

(三) 体位和扫查途径

扫查方法分经腹壁超声扫查、经阴道超声扫查、经直肠超声扫查及经会阴超声扫查。

1. 经腹壁超声扫查

被检者取仰卧位,暴露下腹部至耻骨联合。局部涂耦合剂,将探头置于耻骨联合上方,先进行纵断扫查,后进行横断扫查,观察子宫及双侧卵巢。但因卵巢体积较小,位置多变,经腹壁扫查难度较大,显示率仅 85%~90%。若采用斜向卵巢扫查法,可使卵巢显示率显著提高。即将探头置于耻骨联合左上方,使声束斜向右上方观察右卵巢,探头置于耻骨联合右上方,使声束斜向左上方观察左卵巢。

2. 经阴道超声扫查

适用于已婚妇女,避免月经期进行,检查前需排尿。患者取截石位,将经阴道探头插入阴道进行检查。先行纵切面扫查,再行横切面扫查,以确定子宫及卵巢的位置、形态、大小、回声等。

3. 经直肠超声扫查

适用于未婚妇女或已婚妇女,以及阴道有畸形腔的患者,内探头不能进入者,或月经期、阴道感染等人群。患者取截石位,将探头插入直肠进行检查。

4. 经会阴超声扫查

适用于所有妇女,用于观察阴道、宫颈等肿块或下生殖道畸形,亦可用于产科观察位于后壁的前置胎盘。被检者取膀胱截石位,腹部探头涂以耦合剂,套上塑料套,再涂以耦合剂。检查者右手持探头柄,将探头轻轻置于会阴部表面。先行纵切面扫查,再行横切面扫查,以确定尿道、阴道、直肠的位置、形态、回声及相邻关系等。

(四) 正常声像图

子宫一般呈倒梨形,子宫体为实质均质结构,轮廓线光滑清晰,内部呈均匀的中等强度回声,宫腔线呈线状高回声,其周围有弱回声的内膜围绕。随月经周期内膜的变化,宫腔回声有所不同。宫颈回声较宫体稍高且致密,常可见带状的颈管高回声。横切面子宫近宫底角部呈三角形,体部呈椭圆形。中心部位尚可见宫腔内膜线高回声。根据纵切面宫体与宫颈的夹角或其位置关系,子宫分为前位、中位和后位。子宫下端的阴道,其内气体呈线状强回声,壁为弱回声,易于识别。

1. 子宫内膜回声的周期性改变和测量

月经期(1~4 天),子宫内膜是很薄的等回声;增殖期(5~14 天)内膜逐渐增厚,增殖早期子宫内膜呈一条细线样结构,厚度约 24 mm,周缘可见纤细的低回声晕;增殖中晚期出现"三线征"(由内膜基底层高回声、功能层低回声和宫腔高回声产生);分泌期(15~28 天)内膜功能层回声显著均匀增强,厚度增至 10~13 mm,"三线征"逐渐消失;分泌晚期低回声晕更加明显。

2. 正常子宫的大小

子宫的大小取决于年龄和激素水平。成人未育妇女子宫长径 7~8 cm(包括宫颈),宽径 4~5 cm,前后径 2~3 cm。已育妇女的子宫稍大,长径增加约 1 cm。青春期及老年期宫体与宫颈等长,生育期宫体:宫颈 =2:1。

3. 卵巢

卵巢呈扁椭圆形中低水平回声,表面光滑,多位于子宫体两侧,少数位于子宫底外上方或后方。内部可见数个无回声小囊泡。成年妇女卵巢径线为 3 cm×2 cm×2 cm,青春期前期及绝经后卵巢体积偏小。

(1)超声监测卵泡发育:预计排卵前 45 天开始监测,每日一次,记录卵泡部位、大小及数目。

(2)成熟卵泡超声标准:卵泡长径 ≥20 mm;卵泡张力大,壁薄而光滑;卵泡表面无卵巢组织覆盖。

(3)排卵后超声表现:卵泡明显缩小或完全消失。卵泡塌陷,内部出现中低回声水平,代表血液成分。以后可发育成黄体或黄体囊肿,后者一般 2~5 cm。子宫直肠窝有少量积液。

六、早期妊娠的超声检查技术和正常表现

(一)妊娠囊

妊娠囊是超声最早发现的妊娠标志,其中央为极小的无回声区(为绒毛液),周边为一完整的、厚度均匀的强回声囊壁,代表正在发育的绒毛与邻近的蜕膜(见图 2-4-6)。随着妊娠囊的增大,囊壁回声强度高于子宫肌层,厚度不低于 2 mm。正常妊娠囊的位置在子宫中、上部,当受精卵种植到蜕膜化的子宫内膜后,妊娠囊一侧邻近子宫腔回声线,但子宫腔回声无挤压、移位,有人将此称为"蜕膜内征",在极早期诊断中较有价值。

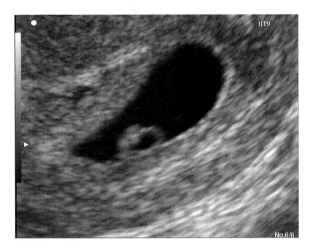

图 2-4-6　妊娠囊声像图

随着妊娠囊的增大,它对子宫腔的压迫越来越明显,形成特征性的"双绒毛环征"或"双环征"。这一征象在妊娠囊平均内径 10 mm 或以上时能恒定显示。

(二)卵黄囊

妊娠囊是超声能发现的第一个解剖结构。正常妊娠时,卵黄囊呈球形,囊壁薄呈细线状回声,中央为无回声,透声好,在 5~10 周,其大小稳步增长,最大不超过 5~6 mm,此时相当于头臀径长 30~45 mm 的胚胎。

(三)胚芽及心管搏动

一般来说,胚芽长至 4~5 mm 时,常规能检出心脏的搏动,相应孕周为 6~6.5 周,相应孕囊大小为 13~18 mm。经腹部超声检查,在 8 周时,妊娠囊内径为 25 mm,应能确认胎心搏动。如果胚芽长不到 5 mm,而未见心管搏动,建议复查。

第 7~8 周,上下肢肢芽长出,超声显示为一棒状结构,伴随手和足的早期发育,8 周时胚胎初具人形。

第 9 周,四肢更明显,躯干开始增长和变直,同时可出现明显生理性中肠疝,这是由于肠袢生长迅速,腹腔容积相对较小,加上肝脏和中肾的增大,迫使肠袢进入脐带内,在脐带根部形成一细小包块,通常直径不超过 7 mm。若超过 7 mm,则有可能为真正的脐膨出,应追踪观察。头臀径(CRL)>40 mm 时,不应再有生理性中肠疝。

第 10 周,胚芽长 30~35 mm,胚胎已具人形,超声能显示并区分手和足,尾已退化不再存在。

第 11~12 周,生理性中肠疝回复到腹腔内。

注:早期妊娠子宫的一侧卵巢内见椭圆形的低回声区,为妊娠黄体,其功能于妊娠 10 周后由胎盘代替。

七、中晚期妊娠的超声检查技术和正常表现

（一）胎儿头颅

妊娠 9 周超声可显示胎头,12 周可清晰显示;15 周可显示中线结构。胎头的颅骨显示为椭圆形的光环,光环内显示均质实质回声为脑组织,中间可见条状光带为脑中线结构的回声。最重要、最常用的横断面有丘脑水平横断面、侧脑室水平横断面和小脑横断面。

1. 丘脑水平横断面(双顶径与头围测量平面)

标准平面要求显示透明隔腔、两侧丘脑对称及丘脑之间的裂隙样第三脑室,同时,颅骨光环呈椭圆形,左右对称。在此平面内主要可见到以下重要结构:脑中线、透明隔腔、丘脑、第三脑室、大脑及大脑外侧裂等结构。

2. 侧脑室水平横断面

在获得丘脑水平横断面后,声束平面平行向胎儿头顶方向稍移动,或探头由颅骨顶部向下方平行移动,即可获此断面,这一断面是测量侧脑室的标准平面。在此断面上,颅骨环呈椭圆形,较丘脑平面略小。侧脑室后角显示清楚,无回声,内有强回声的脉络丛,但未完全充满后角。图像中央尚可显示两侧部分丘脑,脑中线可见。侧脑室角内侧壁几乎和大脑镰相平行,枕角向两侧分开离脑中线较远。测量枕角与额角的内径可判断有无脑室扩张及脑积水。整个妊娠期间,胎儿侧脑室枕角内径均应小于 10 mm。孕中期间,由于侧脑室内脉络丛呈强回声,其远侧的大脑皮质回声低或极低,应注意与侧脑室扩张和脑积水区别。

3. 小脑横断面

在获得丘脑平面后声束略向尾侧旋转,即可获此断面。此断面的标准平面要求同时显示清晰的小脑半球且左右对称,以及前方的透明隔腔。小脑半球呈对称的球形结构,最初为低回声,随着妊娠的进展内部回声逐渐增强,孕晚期显示出一条条排列整齐的强回声线为小脑裂,两侧小脑中间有强回声的蚓部相连。蚓部的前方有第四脑室,后方有后颅窝池。

小脑横径随孕周增加而增长。在孕 24 周前,小脑横径(以 mm 为单位)约等于孕周,孕 20~28 周平均增长速度为 12 mm/周,孕 38 周后平均增长速度约为 0.7 mm/周。

（二）胎儿脊柱

胎儿脊柱超声检查十分重要,要尽可能从矢状断面、横断面及冠状断面三方面观察,可以更准确、全面地发现胎儿脊柱及其表面软组织的病变。但是,超声不能发现所有的脊柱畸形。胎儿俯卧位时容易显示胎儿脊柱后部,而仰卧位时则难以显示。臀位或羊水较少时胎儿骶尾部较难显示。

1. 脊柱矢状断面检查

孕 20 周以前,脊柱矢状扫查可显示脊柱的全长及其表面皮肤的覆盖情况。在此断

面上脊柱呈两行排列整齐的"串珠"状平行强回声带,从枕骨延续至骶尾部并略向后翘,最后融合在一起(见图2-4-7)。在腰段膨大,两强回声带增宽,两强回声带之间为椎管,其内有脊髓、马尾等部位。

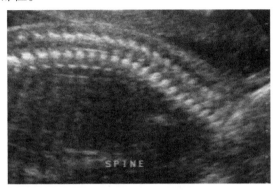

图2-4-7　胎儿脊柱矢状声像图

2. 脊柱横断面检查

该断面最能显示脊柱的解剖结构。横断面上脊柱呈3个分离的圆形或短棒状强回声,2个后骨化中心较小且向后逐渐靠拢,呈"∧"字排列,其中较大者为椎体骨化中心。

3. 脊柱冠状断面检查

在近腹侧的冠状断面上可见整齐排列的3条平行强回声带,中间一条反射回声来自椎体,两侧的来自椎弓骨化中心。在近背侧的冠状断面上,脊柱仅表现为由椎弓骨化中心组成的两条平行强回声带,中央的椎体骨化中心不显示。此断面对于半椎体的观察很有效。

(三)胎儿面部

胎儿面部可通过矢状断面、冠状断面及横断面来检查,以清楚地显示胎儿的双眼、鼻、唇、人中、面颊、下颌等部位(见图2-4-8)。

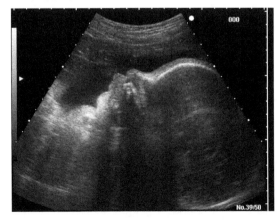

图2-4-8　胎儿面部声像图

（四）胎儿四肢骨骼

在中期妊娠羊水较多时（孕 13 周左右），胎儿四肢能较好地显示。四肢骨的测量对发现肢体畸形有实用价值。

1. 股骨

股骨是胎儿最长的长骨，分为股骨头、颈、干三部分。孕 15 周即可显示测量，测量时在纵切面上必须显示其三部分全貌，测量应从一端到另一端（不包括股骨头，也不能把骨骺测在内）。其生长曲线及可重复性与双顶径相似，妊娠晚期，胎头变形时股骨长度可靠性更高。

2. 其他

肱骨、胫腓骨、尺桡骨、胎足、手掌、手指等部位均能观察，在胎儿周围羊水充分时，仔细耐心地检查可分辨胎儿手指、足趾。

（五）胎儿胸部

胎儿胸部最常用的是横断面扫查，纵断面为辅助扫查断面。中孕期可清楚显示胎肺，肺脏位于心脏两侧，呈中等均质回声区，随妊娠发展，回声逐渐增强，足月妊娠时胎肺回声高于胎肝。

（六）胎儿心脏

胎儿心脏检查重要的断面有四腔心断面、左心室流出道断面、右心室流出道断面。

1. 四腔心断面

心脏中央形成"十"字交叉，四腔心可清楚显示左右房室的连接关系及左心房与肺静脉的连接关系。

2. 左心室流出道断面

显示心尖四腔心断面后，探头声束平面向胎儿头侧略倾斜，即可显示此断面。此时，可观察升主动脉前壁与室间隔相连续、后壁与二尖瓣前叶延续。

3. 右心室流出道断面

可观察到主动脉和肺动脉起始部的交叉，以及左右心室与主、肺动脉的连接关系。

（七）胎儿腹部

1. 胃

孕 12 周起能显示胎儿胃，位于左上腹，位置比心脏稍低，为椭圆形的液性暗区，若胎胃充盈不良或显示不清，应在 30～45 min 后复查。

2. 肝脏

肝脏位于胎儿上腹部偏右侧，实质均质结构，可见肝静脉、门静脉、脐静脉。

3. 肠道

肠道位于胃泡下方回声稍高的小肠，内有少量液体，呈低回声区。结肠包绕小肠，在妊娠晚期可见稍扩张的结肠，内含胎粪及气体。正常情况下，妊娠晚期时结肠内径小于 20 mm，小肠内径不超过 7 mm，节段长度不超过 15 mm；若超过此径不能排除肠道梗阻的可能。

4. 双肾

双肾位置紧靠脊柱两旁，矢状面上呈长圆形蚕豆样，横断时呈圆形，右侧稍低于左侧。

5. 膀胱

位于盆腔，呈球形无回声区，大小可有变化，直径 3 ~ 4 cm。在膀胱两侧壁外侧可见两条脐动脉伸向腹壁与脐静脉共同走行于脐带中；单脐动脉时，只见膀胱一侧有脐动脉显示。

6. 胎儿腹部

在胎儿腹部横断切面，在脐静脉进入肝脏水平可见胃泡，测量垂直于脐静脉与脊柱连线的最大腹部横径，脐静脉外缘连线与脊柱连线外缘为腹部前后径。也可测腹围，现大多直接描绘。

（八）胎儿外生殖器

男胎较女胎容易显示。男胎可显示阴囊、睾丸、阴茎（18 周）；女胎可显示大阴唇（22 周）。

（九）胎盘

可观察胎盘位置、大小、成熟度、下缘与宫颈内口的关系等。

超声检查一般测量胎盘厚度，正常厚度为 2 ~ 4 cm，一般不超过 5 cm。

胎盘分级：临床上通常用胎盘的分级来估计胎盘功能和胎儿成熟度。胎盘分级主要根据绒毛膜板、胎盘实质、基底膜三个部分的改变来进行判断，见表 2-4-1。

表 2-4-1 胎盘分级

级别	绒毛膜板	胎盘实质	基底膜
0 级	直而清晰，光滑平整	均匀分布，光点细微	分辨不清
Ⅰ 级	出现轻微的波状起伏	出现散在的增强光点	似无回声
Ⅱ 级	出现切迹并伸入胎盘实质内、未达到基底膜	出现逗点状强回声光点	出现线状排列的增强小光点，其长轴与胎盘长轴平行
Ⅲ 级	深达基底膜	出现有回声光环和不规则的强回声和光团，可伴声影	光点增大，可融合相连，能伴有声影

（十）羊水

1. 羊水指数（AFI）

以母体脐部为中心，划分出左上、左下、右下、右上 4 个象限，声束平面垂直于水平面，分别测量 4 个象限内羊水池的最大深度，4 个测值之和为羊水指数（单位：cm）；正常为 5 ~ 20 cm；小于 5 cm 为羊水过少；大于 20 cm 为羊多过多。

2．羊水最大深度

寻找子宫腔内羊水最大无回声区,内不能有肢体或脐带。声束垂直于水平面,测量此无回声区的垂直深度:正常为 3～8 cm;小于 3cm 为偏少;小于 2 cm 为过少;大于 8 cm 为过多。

（十一）脐带

羊水中见一绳索状结构,2 条脐动脉和 1 条脐静脉,横断面呈"品"字形排列,彩色多普勒超声易于显示。

正常情况下脐动脉的 PI、S/D、RI 随孕周而降低。通常孕晚期 S/D 比值低于 2.5。

（十二）胎儿生长的超声评价

1．早孕期妊娠胎龄的估计

妊娠龄(天) = 妊娠囊平均内径(mm) + 30。

妊娠囊平均内径(mm) = (纵径 + 横径 + 前后径)/3   该方法仅适用于孕 7 周内,且各径测值应取妊娠囊内径。

6～12 周,孕周 = 头臀长(cm) + 6.5

头臀长一般取三次测量的平均值,且测量时不能包括胎儿肢体或卵黄囊。

2．中晚期妊娠胎龄的估计(见表 2-4-2)

正常双顶径(BPD)与妊娠周的关系一般为:妊娠 28 周 BPD 大于 7.0 cm;妊娠 32 周 BPD 大于 8.0 cm;妊娠 35 周 BPD 大于 8.5 cm;妊娠 38 周 BPD 大于 9.0 cm。

表 2-4-2　正常双顶径（BPD）、股骨长径与妊娠周的关系

妊娠周/周	BPD/mm(±2SD)	股骨长径/mm
13	22.2(3.4)	8
14	27.1(3.8)	15
15	32.2(3.8)	21
16	35.2(4.8)	27
18	42.8(4.5)	33
20	49.3(4.1)	39
24	61.9(4.4)	44
26	67.7(4.6)	49
28	74.6(6.5)	54
30	79.7(5.6)	58
32	83.9(5.8)	63
36	92.3(5.9)	70
40	95.2(6.4)	76

正常股骨长(cm) +2≈孕月

中晚期妊娠以双顶径、股骨长为主要参数,必要时测量头围、胸围及腹围等部位。

项目三

盆部疾病的医学影像诊断

学习目标

1. 明确泌尿系统的发育异常等病变的影像学表现,以及男性生殖系统常见并发症的影像学表现;

2. 识别肾脏的结石、结核、肿瘤的相关影像学表现,以及子宫肿瘤、卵巢囊肿的影像学表现;

3. 认识产科胎盘及胎儿发育异常的影像学表现。

任务1 泌尿系统病变的基本 X 线表现

一、形态、位置、大小的改变

(一) 肾脏

1. 位置改变

正常肾脏可有一定范围的移动度,上下移动范围为 1~5 cm,左右约 1 cm 的移动度,但其位置是相对固定的。肾脏位置的改变超过正常值或肾轴的位置改变均提示为病理现象。肾脏位置异常的原因可以是先天性畸形(异位肾、游走肾、马蹄肾),也可以是肾脏本身的病变(肾实质内肿瘤、囊肿、多囊肾、严重肾盂积水),还可以是邻近部位肿块的压迫(肾上腺肿瘤、腹膜后肿瘤)等;此外,肾实质内占位病变可压迫和牵拉肾盂、肾盏而使之发生移位、变形或压迹。

2. 大小改变

一侧肾影增大,常见于单侧肾盂积水、肾肿瘤、肾囊肿,以及一侧肾切除、肾萎缩或先天性肾缺如,对侧肾脏呈现代偿性肥大;双侧肾影增大,常见于多囊肾,当肾脏增大时常伴有肾脏位置的改变;一侧肾影明显缩小,常见于单侧肾发育不全,慢性肾盂肾炎、肾小球肾炎所致的肾萎缩,肾动脉硬化或狭窄所引起的肾缺血也可使肾脏变小。

3. 轮廓改变

肾脏边缘轮廓凹凸不平或呈分叶状,常见于肾肿瘤、肾囊肿、多囊肾及肾脓肿,若病变位于肾包膜下,可呈局限性膨大突出;肾脏轮廓局部凹陷,常见于慢性肾盂肾炎或局限性肾缺血所致的局部肾组织萎缩和纤维性病变。

(二) 输尿管

输尿管移位,常见于腹膜后肿瘤的压迫和周围纤维组织的牵拉;输尿管增粗扩张、迂曲延长,常见于尿路远端的梗阻或先天性巨输尿管等;输尿管局限性或广泛性狭窄,常见于炎性痉挛、瘢痕收缩或肿瘤的压迫,并且狭窄段以上可有扩张积水。

(三) 膀胱

膀胱移位和膀胱边缘出现弧形压迹,多为来源于乙状结肠、前列腺或子宫的占位性病变推压所致;膀胱腔扩大,常见于尿道梗阻、膀胱神经机能障碍;膀胱缩小、边缘毛糙不整,常由膀胱结核和膀胱炎所致。

二、密度的改变

(一) 平片表现

正常肾影密度均匀一致,如肾影范围内出现密度增高影,一般由于结石或各种病灶的钙化;如钙化呈斑点状、云絮状、条状或大片状高密度影,多见于肾结核、肾肿瘤;肾囊肿壁的钙化多呈环形或弧形;阳性肾结石多呈圆形、椭圆形或鹿角形边缘清晰的致密影。平片上一般难以显示密度降低的病灶。输尿管结石,常表现为圆形、椭圆形或梭形致密影,其长轴与输尿管走行方向一致;输尿管结核的钙化表现为索条状不规则致密影;膀胱区和尿道的致密影往往是结石所致。

(二) 造影表现

静脉尿路造影时肾实质显影不清,肾盂、肾盏显影淡、显影时间延长表示肾功能障碍或肾盂有积水,肾盂内压力较高;当肾功能完全丧失时,肾盂、肾盏可不显影。

肾动脉造影显示正常肾实质呈均匀一致的密度增高影,肾影轮廓清晰;若一侧肾实质普遍密度降低,多由血管性病变如肾动脉炎、肾动脉粥样硬化等所致;若肾实质局限性密度降低,可见于囊肿、肾肿瘤或肾结核的病变;若肾实质局部密度增高,相应区域肾盏、肾盂移位、变形或破坏,一般见于肾动脉瘤或动静脉瘘。

三、破坏性改变

(一) 肾脏破坏性改变

肾结核和肿瘤是造成肾实质或肾盂、肾盏破坏的常见原因。肾实质破坏形成不规则空洞,可与肾盏相通,在静脉尿路造影检查时,造影剂可进入破坏区,表现为"湖泊状"

或"棉团状"密度增高影,边缘毛糙,少数边缘可光滑;肾盂、肾盏的破坏在尿路造影片上显示肾小盏的杯口呈虫蚀样破坏,边缘毛糙不规则甚至消失;有的肾盏破坏后若形成空洞,在逆行造影时则空洞内充满造影剂,显示图像似肾盏扩大,正常肾盏形态消失;有时肾实质破坏,甚或形成空洞,但若造影剂不能进入破坏区,则在造影片中不能显示肾实质的破坏情况,此时需结合其他X线表现或CT检查确定;肾血管造影时,因破坏区血管减少或为无血管区而表现为低密度影。

(二)输尿管破坏性改变

输尿管的炎症、结核性病变使输尿管管壁受损、形成溃疡和纤维组织增生,造影显示其边缘毛糙、呈锯齿状或串珠状改变;病变造成输尿管狭窄后可继发近端输尿管、肾盂、肾盏不同程度的扩张、积水。

(三)膀胱破坏性改变

结核性膀胱炎在造影时显示膀胱轮廓模糊不清,边缘不整齐,大量纤维化收缩则使膀胱容积缩小,即形成结核性小膀胱。

四、占位性改变

(一)肾脏占位性改变

肾实质内占位性病变可使肾的形态轮廓发生改变,肾盂、肾盏出现受压移位、拉长、变细或呈弧形压迹,边缘光滑完整或呈不规则的残缺,常见于肾实质的良、恶性肿瘤,肾囊肿,多囊肾等;肾盂、肾盏内占位性病变,依据其自身形态的不同表现为不规则的充盈缺损,见于肾盂肿瘤、阴性结石、血块或气泡(逆行插管时所致)。

(二)输尿管占位性改变

输尿管腔内占位性病变如结石、血块、乳头状肿瘤等,在腔内形成圆形或分叶状不规则充盈缺损影,常可继发近段输尿管扩张、积水;输尿管腔外占位性病变,可使输尿管移位、受压变窄,见于腹腔或腹膜后肿瘤。

(三)膀胱占位性病变

膀胱内的占位性病变,在腔内形成不规则充盈缺损,见于膀胱肿瘤、阴性结石、血块等;膀胱周围病变如前列腺肥大、前列腺癌、子宫颈癌等,均可产生外压性弧形压迹或不规则充盈缺损,也可有侵蚀现象。

五、狭窄、梗阻、积水和功能改变

由于各种原因造成尿路某一部位(肾盂、输尿管、膀胱或尿道)的狭窄或阻塞称为尿路梗阻。当尿路发生梗阻时,由于排尿不畅,造成尿液潴留和腔内压力增高,使得梗阻近段的尿路扩张,最终可导致肾盂积水、肾实质压迫性萎缩、肾功能损害。尿路梗阻的原因很多,常见于泌尿系统结石、肿瘤、结核、先天性异常、血块、前列腺增生肥大和肿瘤、周围器官肿瘤的压迫等。

在 X 线平片上轻度肾盂积水常无阳性线表现,严重的肾盂积水,可见肾轮廓增大,肾门处有膨隆的软组织阴影。

静脉尿路造影时,病变早期显示肾分泌功能迟缓,肾小盏杯口变平或膨隆呈杵状,肾盂扩大,边缘光滑整齐;病变继续发展,肾盏扩大趋向于圆形,肾盂、肾盏的距离相对缩短,扩大的肾盂、肾盏连成一体,成为一个多房形的囊袋;最后肾盂呈球形,肾实质萎缩变薄,肾功能明显减退或消失,静脉尿路造影不显影;输尿管积水,在阻塞以上部位出现扩张迂曲延长;膀胱尿潴留,显示膀胱腔扩大,边缘光滑。

静脉尿路造影可以了解肾脏的分泌排泄功能。肾脏的分泌排泄功能减退,则肾盂、肾盏显影延迟,密度浅淡。一般认为,静脉注射造影剂后 15～20 min,单侧肾盂、肾盏显影淡或不显影,提示该侧肾排泄功能减退;延至 60 min 后仍不显影,则提示该侧肾功能严重受损。

任务 2　泌尿系统病变

一、发育异常

泌尿系统的胚胎发育过程较为复杂,在肾排泄部分和集合部分的连接、肾轴的旋转、肾由盆腔向上升至腰部等发育过程中任何阶段发生异常(包括数目、结构和位置异常等),均有可能导致先天发育异常。临床上有些异常并无症状,而另一些异常则会出现并发症(如结石、感染等),需要尽早治疗,影像学检查是确定泌尿系统先天发育异常的主要检查方法。

(一) 肾脏先天发育异常

1. 肾脏数目发育异常

单肾,一侧肾不发育。一般无明显临床症状,多因体检或其他原因检查时意外发现。单肾常发生代偿性增生、肥大。肾脏缺如侧的输尿管未发育,肾动脉可缺如。

影像学表现:X 线平片可见一侧肾影缺如,对侧相对增大(见图 3-2-1、图 3-2-2)。排泄性尿路造影显示一侧未见肾及肾盂。USG、腹部 CT 及 MRI 检查均可明确诊断,表现为仅见一侧肾脏,且代偿性增大,其回声、密度、信号未见明显异常。缺如侧的空间可被周围脂肪、肠管等占据。CT 或 MRI 增强扫描可发现缺如侧无肾动脉发出。

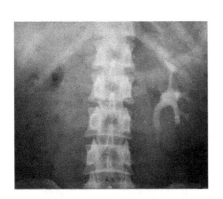

图 3-2-1　右侧肾缺如

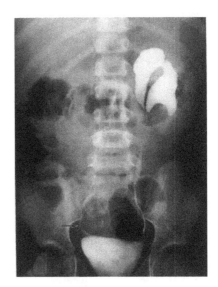

图 3-2-2　肾先天变异

2. 肾脏大小发育异常

肾发育不全,又称"小肾畸形"或"侏儒肾",即由于胚胎期血液供应障碍,肾发育不足,形成一个小肾脏。肾脏发育异常的肾脏外形是幼稚型,肾单位少,肾分泌功能差。

影像学表现:X 线平片表现为一侧肾影小,对侧肾影代偿性增大。排泄性尿路造影,肾盂、肾盏及输尿管均细小。CT 或 MRI 增强扫描可见肾脏体积明显变小,其密度、信号均类似于正常肾脏,强化程度类似正常肾脏。

3. 肾脏位置发育异常

异位肾,由于肾血管的位置异常,阻碍肾脏在胚胎发育时期上升到正常位置所致(见图 3-2-3、图 3-2-4),可位于下腹部、盆腔或胸腔,常伴有旋转不良。两侧肾脏可在同侧。异位肾常伴有发育不良、旋转不良或血管起源异常。异位肾常无明显临床症状,有时可因结石、感染而出现相应的临床症状和体征。

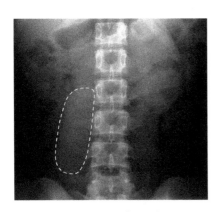

图 3-2-3　异位肾 X 线图

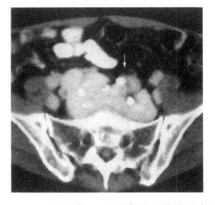

图 3-2-4　异位肾 CT 图(肾位于骨盆腔内)

影像学表现:X线平片异位侧肾区未见肾影轮廓,而于盆腔、膈下或后纵隔内区见到软组织肿块影。排泄性尿路造影,可见异位肾的肾盂、肾盏及输尿管的显影。USG 肾窝内不能探测出肾脏的回声,而于盆腔、膈下探及肿物,可见其具有肾窦、肾实质的回声。CDFI 可显示肾脏血管的分布。CT 和 MRI 平扫肾区内未见肾影,于盆腔、膈下或胸内可见类似肾脏结构的密度、信号。增强扫描,其强化程度和形式同正常肾脏。游走肾与异位肾的区别是前者经手法推压可纳入本侧肾窝之内,后者经手法推压不能纳入本侧肾窝内。

4. 肾脏结构发育异常

(1) 马蹄肾(见图 3-2-5、图 3-2-6),即肾脏上极或下极相互融合形成马蹄形异常,马蹄肾 90% 为肾下极融合。双肾各有独立的肾盂和输尿管,血管走行也发生相应的改变。

影像学表现:X线平片显示肾位置较低。排泄性尿路造影可见两肾下盏靠近,两肾上盏较远。USG 可探测到两侧肾上极远离脊柱,两肾下极移向脊柱、相连融合。CT 和 MRI 易于明确诊断,均可见脊柱前方两肾下极或上极(极少见)的肾实质相互融合,其密度、信号等同于正常肾实质。肾盂、肾盏旋转不良,肾轴自外上斜向内下方,与正常相反,肾盂、肾盏常扩大或合并结石。增强扫描,同正常肾脏强化程度。

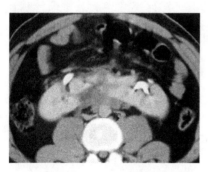

图 3-2-5　马蹄肾 CT 图

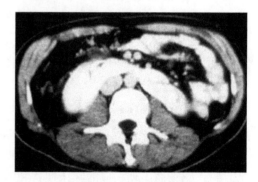

图 3-2-6　马蹄肾 CTC﹢

(2) 重复肾(见图 3-2-7),即双肾盂及双输尿管畸形。一个肾分成上下两部分,各有一个肾盂及输尿管。一般下段者较大,上段者较小。重复的输尿管可相互汇合,也可分别汇入膀胱内。与下肾盂相连的输尿管在膀胱的开口位置正常,上肾盂输尿管的开口为异位开口。重复肾较常见可发生于单侧或双侧,常无临床表现。

影像学表现:排泄性尿路造影可明确诊断。USG 可见两个肾盂、肾盏的回声。CTU(CT 尿路造影)及 MRU(MR 尿路造影)显示较佳,可明确诊断。

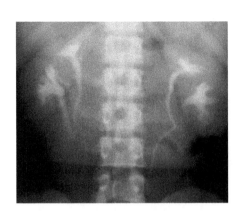

图 3-2-7 输尿管重复畸形

（二）输尿管发育异常

1. 下腔静脉后输尿管

多见于右侧,即右输尿管从下腔静脉后面绕过,然后再下行通入膀胱。临床主要症状是尿路梗阻引起肾及输尿管积水,导致腰痛、尿路感染、结石和血尿。CT平扫及增强对下腔静脉后输尿管畸形显示很好。

2. 先天性巨输尿管

先天性巨输尿管即原发性输尿管末端神经肌肉结构不良引起的功能性梗阻,导致输尿管扩张。患者多因尿路感染、结石和血尿、脓尿等症状做尿路造影后发现,双侧病变严重者可导致肾功能衰竭。

3. 输尿管的异位开口

输尿管的异位开口可异位在膀胱内或膀胱外,大多伴有双肾盂、双输尿管畸形,女性多见,女性异位开口常位于前庭、阴道、尿道等器官,造成持续性漏尿。排泄性尿路造影、CTU、MRU可见输尿管全长及异位开口。

二、囊肿性病变

（一）肾囊肿

肾囊肿是单侧或双侧肾有一个或数个大小不等的圆形、与外界不相通的囊腔,多数是单侧。其发病率可随年龄增长而增高,肾囊肿的大小、数目、位置不等,无症状,多在查体时发现。如有感染可出现脓尿等尿路症状。借助B超、CT或MRI可确诊。

影像学表现:

1. X线表现

静脉肾盂造影可显示肾盏的受压、伸长、移位和变形,压迹呈弧形,边界锐利(见图3-2-8)。

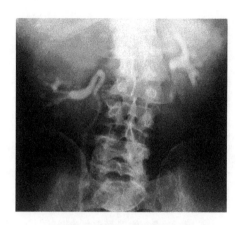

图 3-2-8　肾囊肿静脉肾盂造影

2．USG 表现

边缘显示清晰的液性暗区，远侧壁回声增强，可在超声引导下对较大囊肿进行穿刺治疗（见图 3-2-9）。

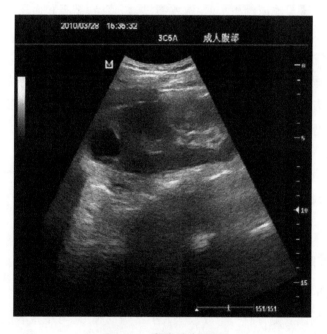

图 3-2-9　肾囊肿声像图

3．CT 表现

典型的肾囊肿 CT 表现为圆形或椭圆形囊性低密度影，CT 值接近水的，囊内密度均匀，边缘光整。囊肿壁很薄，与肾实质分界清晰（见图 3-2-10）。增强扫描囊性成分无增强。囊壁可见钙化。部分囊肿表现为高密度影，可能与囊肿内合并出血或囊肿液蛋白成分较多有关。

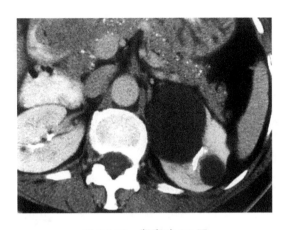

图 3-2-10　肾囊肿 CT 图

4. MRI 表现

典型的肾囊肿呈长 T_1、长 T_2 信号,边缘清晰,与肾实质分界清晰,增强扫描囊性成分未见强化。

(二) 多囊肾

多囊肾是一种常染色体显性遗传性病变,是肾脏的皮质和髓质出现多个囊肿的一种遗传性肾脏疾病,大多数表现为两侧,其发病具有家族聚集性,男女均可发生,常在成年时发现。临床上表现为肾区肿物、腰痛、血尿、高血压等,晚期可引起肾功能衰竭,可同时累及肝脏、脾脏和胰腺。部分患者还可合并脑 Willis 环区的动脉瘤。USG、CT 及 MRI 显示清晰,易于诊断。

影像学表现:

1. X 线表现

X 线平片显示两侧肾影轮廓增大。静脉肾盂造影可见两侧肾盂、肾盏有不同程度的受压、变形和分离;肾盏边缘呈弧形压迹,有时可呈"蜘蛛足"样改变;肾盂可见压迹、扭曲和变形。肾功能常有不同程度的改变。

2. USG 表现

两侧肾脏增大,呈分叶状改变,可见多个大小不等的圆形液性暗区,边界清晰(见图 3-2-11)。肾实质暗区内回声增多,呈明暗不一的大小光点,并可发现肝、脾、胰腺囊性病灶。

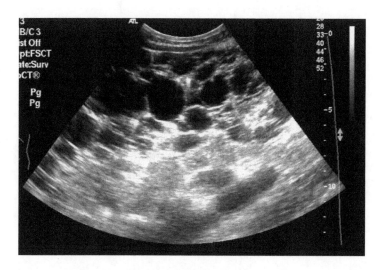

图 3-2-11 多囊肾声像图

3. CT 表现

平扫两肾增大,外形呈分叶状,其内可见数个大小不等、壁薄的类圆形低密度影(见图 3-2-12),肾实质内还可见钙化。增强扫描囊性成分未见强化。同时,可发现肝脏、脾脏及胰腺的囊肿。

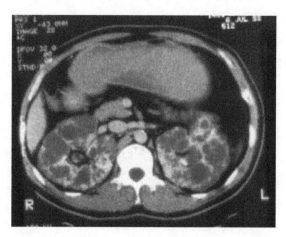

图 3-2-12 多囊肾 CT 图

4. MRI 表现

大部分囊肿呈长 T_1、长 T_2 水样信号,部分囊肿内可合并出血,在 T_1WI 序列上呈低信号或混杂不均信号,在 T_2WI 序列上呈高信号或混杂不均信号。

(三)输尿管囊肿

输尿管囊肿是由于输尿管管口先天性狭窄或功能性挛缩及输尿管管壁发育不全,引起的输尿管下端各层形成囊肿或囊样扩张,囊肿常突入膀胱之内,位于输尿管开口附近,但有时可脱垂入尿道或体积较大而占据整个膀胱。囊肿的外层为膀胱黏膜,内层为输尿管黏膜,两者之间为很薄的输尿管肌层。此病多发于女性。早期临床上可无症状,常在诊断重肾畸形时被发现。囊肿较大时易引起尿路梗阻,或反复尿路感染。由于囊肿开口细小,输尿管管口持久的梗阻可导致输尿管和肾积水、肾功能丧失;囊肿堵塞膀胱颈可发生排尿困难或尿流中断,以及复发性尿路感染。影像学检查可明确诊断。

影像学表现:

1. X 线表现

静脉尿路造影典型者表现为输尿管末端呈"蛇头"状膨大,伴有或不伴有肾输尿管扩张积水,合并重复畸形时亦可显示。有时在囊肿中有造影剂充盈且与输尿管相连,而囊壁则在膀胱中显示为一个环状透亮影,这是本病的特征表现。

2. USG 表现

可显示膀胱内有薄壁囊性肿块(见图 3-2-13)。

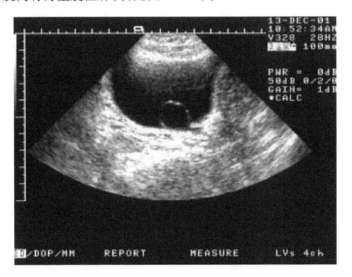

图 3-2-13 输尿管囊肿声像图

3. CT 与 MRI 表现

结合 CTU 及 MRU 检查,病变更易于诊断。CT 上输尿管开口处可见圆形或椭圆形囊性薄壁低密度影,边缘清晰锐利;输尿管可见不同程度的扩张。MRI 上呈圆形长 T_1、长 T_2 信号影。

三、结石

泌尿系统结石是泌尿系常见病,结石可位于肾盂、肾盏至尿道的任何部位。本病多发于 20~50 岁,且男性多于女性。结石的成分多种多样,包括草酸钙、磷酸钙、尿酸盐、碳酸钙等,以草酸钙结石较多见。根据发生部位分为肾结石、输尿管结石和膀胱结石。临床上以 KUB 平片、超声作为初步检查方法,难以确诊者行尿路造影或 CT 检查。

(一) 肾结石

肾结石,最为多见,指发生于肾盏、肾盂及肾盂与输尿管连接部的结石。肾结石多数位于肾盂、肾盏内,肾实质结石少见,可为单个或多个,单侧或双侧,发病率男多于女。临床上典型症状为肾绞痛、血尿,疼痛常向下腹部、会阴部放射,血尿以镜下血尿为主。合并感染时,出现尿频、尿急、尿痛等症状。

影像学表现:

1. X 线表现

显示肾区有单个或多个大小不一的圆形、卵圆形、桑葚状或鹿角状高密度影(见图 3-2-14)。边缘光滑或不光滑。排泄性尿路造影主要用于检查阴性结石,表现为肾盂、肾盏的充盈缺损。侧位上肾结石的高密度影与脊柱重叠(见图 3-2-15、图 3-2-16),此点可与胆囊结石、淋巴结钙化鉴别。正位片肾结石与胆囊结石、淋巴结钙化等难以鉴别,侧位片上肾结石和高密度影与脊柱重叠。

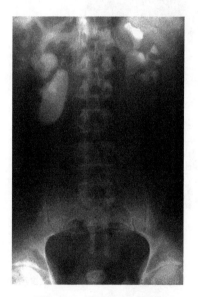

图 3-2-14　肾结石 X 线图

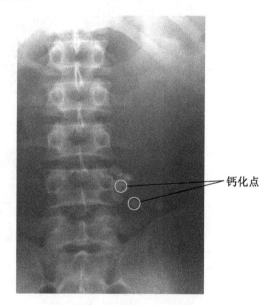

钙化点

图 3-2-15　胆囊结石 X 线图正位片

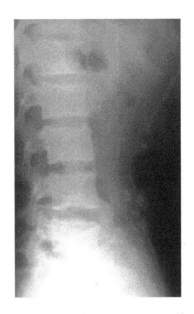

图 3-2-16　胆囊结石 X 线图侧位片

2. USG 表现

肾区肾窦内有单发或多发的点状、团状强回声团,后方伴声影(见图 3-2-17)。肾结石伴肾积水时可见扩张的肾盂、肾盏,呈不规则无回声区。

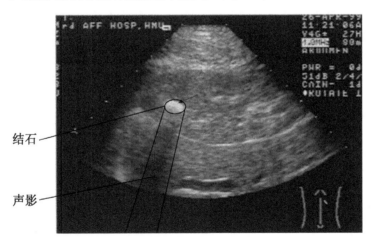

结石

声影

图 3-2-17　肾结石声像图

3. CT 表现

泌尿系统平扫能准确发现肾盂、肾盏内的高密度结石影(见图 3-2-18),对于平片上不能显示的阴性结石也能在 CT 中显示。

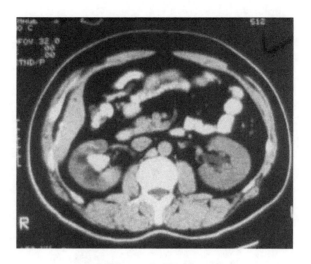

图 3-2-18 肾结石 CT 图

4. MRI 表现

对钙化显示不敏感,MRU(MR 尿路造影)可发现结石所致的梗阻,肾盂扩张、积水。

(二)输尿管结石

绝大多数来源于肾脏,如肾结石或体外震波后结石碎块降落所致。由于尿盐晶体较易随尿液排入膀胱,故原发性输尿管结石极少见。输尿管结石易停留在生理狭窄处,即输尿管与肾盂连接处、输尿管跨越髂血管处及输尿管入膀胱口处。临床多见于青壮年,20 ~ 50 岁发病率最高,男性多见。临床上常表现为突发性腹部绞痛并向会阴部放射,同时伴有血尿,继发感染时出现尿频、尿急和尿痛等膀胱刺激症状。输尿管结石之上尿路能引起梗阻和扩张积水,严重时可使肾功能逐渐丧失。

影像学表现:

1. X 线表现

泌尿系统的平片能发现输尿管阳性结石,典型结石呈卵圆形致密影,其长轴与输尿管走行一致,易见于输尿管 3 个生理狭窄处(见图 3-2-19)。结石过小或钙化程度不高、纯的尿酸结石及基质结石,则不显示。排泄性尿路造影可以进一步证实结石影位于输尿管内,并能显示阴性结石,为输尿管内充盈缺损。同时可以评价结石所致的肾结构和功能改变,有无肾盂、肾盏的积水及引起的尿路异常,如先天性畸形等。逆行肾盂造影很少用于初始诊断阶段,往往在其他方法不能确定结石的部位或结石以下尿路系统病情不明时采用。

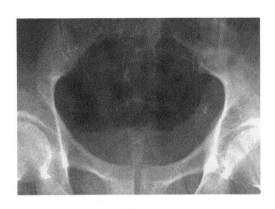

图 3-2-19 输尿管结石 X 线图

2. USG 表现

典型结石表现为输尿管走行区的斑点状强回声,后伴声影,其上方扩张的输尿管呈无回声区(见图 3-2-20)。对于输尿管下段的结石探查较困难,USG 检查可发现泌尿系统平片不能显示的结石和 X 线透光结石。

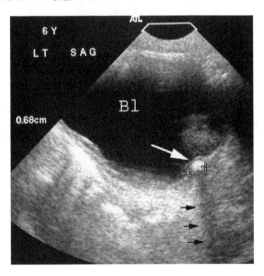

图 3-2-20 输尿管结石声像图

3. CT 表现

泌尿系统平扫即可发现输尿管走行区内高密度结石影,横断位呈点状、结节状,冠状位重建可见结石的大体形态,一般呈纵卵圆形(见图 3-2-21)。其上方的输尿管常可见不同程度的扩张,并于高密度影处,呈突然截断。增强扫描可更加明确诊断。

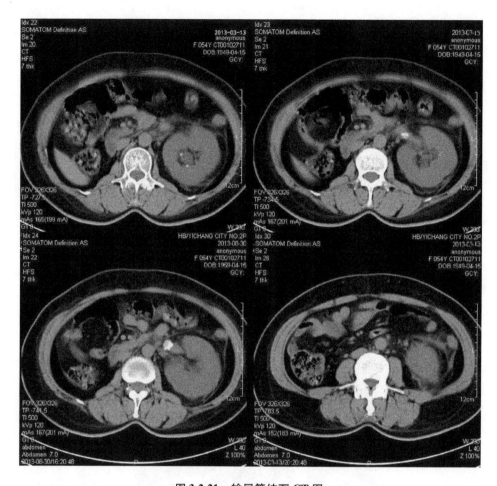

图 3-2-21　输尿管结石 CT 图

4．MRI 表现

很少用于检查输尿管结石 MRU 可显示结石所致的梗阻点以上的输尿管扩张、积水。结石本身在各序列上呈低信号,较小时不易显示。

（三）膀胱结石

膀胱结石好发于儿童和老人,男性多见,分原发和继发,前者形成于膀胱,后者由肾和输尿管结石下降而来。临床表现为排尿疼痛、尿流中断、尿频、尿急和血尿等。

影像学表现:

1．X 线表现

多为阳性结石,平片即可显示,表现为耻骨联合上方圆形、椭圆形致密影,单发或多发,大小不等,边缘尚光滑,密度均匀,不均或分层(见图 3-2-22)。结石常随体位改变而移动。膀胱造影可发现阴性结石。

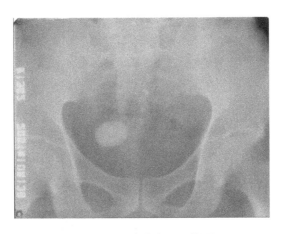

图 3-2-22 膀胱结石 X 线图

2. USG 表现

可明确诊断,表现为膀胱内强回声团,后方伴声影,常随体位改变而移动。

3. CT 表现

能准确而清晰地显示膀胱结石,表现为膀胱内致密影(见图 3-2-23),增强扫描无强化。

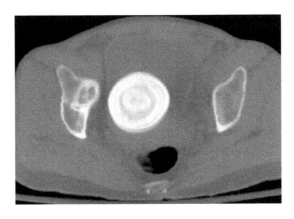

图 3-2-23 膀胱结石 CT 图

4. MRI 表现

膀胱结石在 T_1WI 及 T_2WI 上均呈低信号。

四、结核

泌尿系统结核是继发于全身其他部位的结核病灶,其中最主要的是肾结核,在泌尿系统结核中肾结核是最为常见、最先发生的,以后由肾脏蔓延至输尿管及膀胱,因此输尿管及膀胱结核多继发于肾结核。

（一）肾结核

大多数由血源性感染引起，原发病灶多位于肺部。临床上早期多无明显症状，当感染进一步发展至肾盂、输尿管、膀胱后，出现尿频、尿急、血尿或脓尿症状。血尿，多为终末血尿；脓尿，呈米汤样混浊。具体：尿液检查异常，尿液酸性、含少量蛋白及红、白细胞，结核杆菌阳性。全身症状可有体重减轻、低热、乏力或贫血现象。肾皮髓质感染后可形成结核性脓肿，进一步发展形成结核性脓肾，至肾功能丧失。另一部分患者自身抵抗力较强，病变好转，发生局部钙化，甚至全肾钙化，即自截肾。

影像学表现：

1. X 线表现

X 线平片可无明显异常，有时可见肾实质钙化，其钙化灶密度较低，不甚清晰，是由于干酪状坏死物质内有少量钙盐沉积所致。钙化灶可很小，单发，也可分散而多发。当出现全肾钙化时，肾可萎缩变小，肾功能很差或无功能，这种全肾弥漫性钙化称为"自截肾"（见图 3-2-24），常见于晚期肾结核。尿路造影可显示肾小盏边缘呈虫蚀样不光整；可见一团造影剂与肾盏相连。病变发展使肾盂、肾盏破坏时，肾盂、肾盏常不显影或显影延迟较淡，边缘模糊不清。

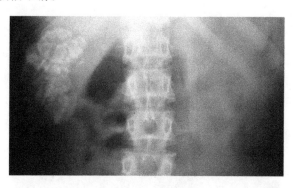

图 3-2-24　自截肾

2. USG 表现

随病理变化不同表现不同，不具有特征性。结核空洞形成时可见单个或多个液性暗区，边缘不光滑，内有散在光点。肾实质钙化表现为，小者呈小光团伴声影，大者全肾钙化，显示密集的弧形光团伴后声影。病变广泛成为脓肾时，出现肾积水声像。

3. CT 表现

病变时期不同其表现各异：早期仅表现为肾实质密度稍减低（见图 3-2-25）；病变继续扩大，则肾小盏也扩大并伴有不规则的破坏；病变进一步发展，肾盏外形如虫蚀状坏死，盏外可见有造影剂进入，甚至可见受累的肾盏与空洞之间的瘘管；肾结核晚期（见图 3-2-26）可见肾内有广泛的干酪状坏死空洞，呈大而不规则的造影剂可充盈的破坏灶，此种空腔在增强的 CT 图像中显示更为清楚，腔内积脓液，呈水样密度，且不增强。

广泛的肾结核破坏,同时有修复作用,大量钙盐沉积在肾干酪状坏死灶,可成自截肾。

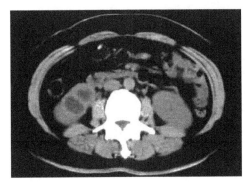 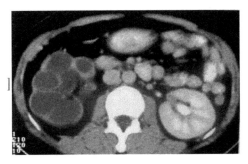

图3-2-25　肾结核早期CT表现　　　　　　图3-2-26　肾结核晚期CT表现

4. MRI 表现

肾实质的脓肿、空洞,扩张的肾盂、肾盏,均可清楚显示;对钙化显示不敏感。

（二）输尿管和膀胱的结核

输尿管结核早期表现为输尿管扩张,边缘呈虫蚀状,这是由于结核侵犯了输尿管肌层引起张力失调及多发溃疡（见图3-2-27）。继而输尿管管壁增厚变粗,失去弹性,蠕动消失。当有较大量纤维化瘢痕变形时,输尿管腔出现狭窄或狭窄与扩张交替出现,表现为串珠状、螺旋状,最后可形成一短而僵直的细管,甚至完全闭锁,伴有患侧肾积水。

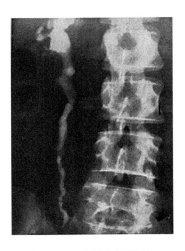

图3-2-27　右肾输尿管结核

膀胱结核多由于上尿路结核下行蔓延引起。膀胱与输尿管的交界处模糊不清、边缘不整,体积变小,出现痉挛及纤维化,称"小膀胱征"（见图3-2-28）。有时可见膀胱壁上出现片状钙化灶。若膀胱结核累及健侧膀胱输尿管管口,可引起括约肌闭锁不全,发生尿回流现象,即形成健侧肾积水现象。

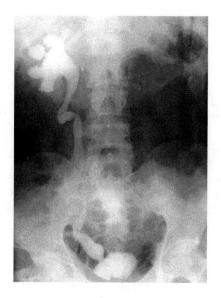

图 3-2-28　尿路结核,尿路积水,小膀胱征

影像学表现:

1. X 线表现

平片可见输尿管钙化。行尿路造影,早期可见输尿管扩张、管壁欠规则;病变进一步发展可见输尿管不规则狭窄与扩张,呈串珠状;严重者输尿管壁硬化、僵直,膀胱壁不规则;晚期可见膀胱挛缩,体积变小,边缘不光整呈锯齿状。

2. USG 表现

超声可见输尿管不规则扩张、积水;可见膀胱壁增厚。

3. CT 表现

结合增强可见输尿管壁增厚,管腔狭窄,范围较长;膀胱壁不光整,可见膀胱壁增厚。

4. MRI 表现

MRU 可显示输尿管扩张、积水,管腔狭窄、僵硬,类似于尿路造影。

五、泌尿系统肿瘤

肾脏肿瘤较常见,以恶性者居多,如肾细胞癌、肾盂癌、肾母细胞瘤等。良性肿瘤较少,以肾错构瘤较为多见。

(一)肾错构瘤

肾血管平滑肌脂肪瘤又称肾错构瘤,是肾脏较为常见的良性肿瘤,此病是常染色体显性遗传病,由不同比例的血管、平滑肌和脂肪组织构成。肿瘤大小不等,一般呈孤立性,常见于中年女性。20% 的肿瘤伴有结节性硬化,常为双侧多发。病理上无完整被膜,界限清楚;切面呈灰白、灰黄或混杂黄色,有时可见出血灶。镜下肿瘤由成熟的脂肪组织、血管和平滑肌以不同比例构成。临床上可无症状或以腰痛、触及肿块、血尿就诊，并发出血时产生剧烈疼痛。

1. 影像学表现

（1）X 线表现：肿块较小时无异常表现，肿块较大时可见肾轮廓的改变。肿块较大时，行尿路造影可见肾盂、肾盏受压变形、移位。行肾动脉造影可见肿瘤血管丰富。

（2）USG 表现：为肾实质边界清楚的类圆形、以强回声为主的肿块。CDFI 显示肿块周边及内部可见少量动脉血流信号。

（3）CT 表现：典型表现为肾实质内边界清楚的混杂密度肿块，内有脂肪密度及软组织密度。CT 值测出脂肪密度增高是诊断肾错构瘤的可靠依据（见图 3-2-29、图 3-2-30）。增强扫描检查，软组织密度区明显、持续性强化，脂肪性低密度区无强化。

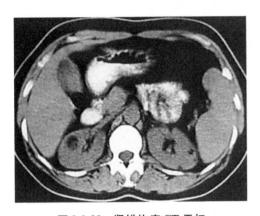 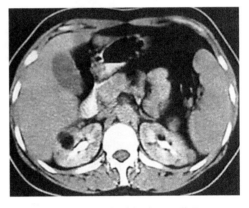

图 3-2-29　肾错构瘤 CT 平扫　　　　　　　图 3-2-30　肾错构瘤 CT 增强

（4）MRI 表现：混杂信号肿块，脂肪性高信号可被脂肪抑制技术所抑制，并发出血时信号随时期不同表现不同。

2. 鉴别诊断

（1）脂肪含量较少者需与肾癌鉴别，CT 平扫可见本病密度较高。CT 增强检查，肾癌呈"快进快出"强化方式，本病表现为持续强化方式。部分肾癌可见钙化，而本病罕见。

（2）发生于肾上腺者需与肾上腺髓质瘤鉴别；CT，MR，US 检查显示肾上极是否完整，明确病变起源。

（二）肾内胚窦瘤

又称肾母细胞瘤，Wilms 瘤，是一种混合性胚胎瘤，来源于胚胎性肾组织，瘤体内含有未分化的上皮和间皮组织如腺体、肌肉等多种成分。该肿瘤占小儿恶性肿瘤的 20%，65% 发生于 3 岁以前。临床上病理可分 4 种亚型，胚基型、间质型、上皮型和混合型。肿瘤切面呈鱼肉样，间有出血、钙化和囊变；直接侵犯或挤压肾组织，引起肾盂、肾盏的变形、移位、破坏；突破肾包膜侵入肾外组织。临床表现为逐渐增大的腹部肿块，高血压、低热、血尿，可伴有先天性畸形，如马蹄肾。

1. 影像学表现

（1）X 线表现：肾区软组织块影。排泄性尿路造影可不显影。肾动脉造影可见肿瘤血管显影，其形态和分布均不规则。

（2）USG 表现：肾脏轮廓增大，可见实质性不均质光团及低回声暗区。

（3）CT 表现：较大的圆形或椭圆形肿块（见图 3-2-31）；包膜完整，与周围分界清楚；密度不均，坏死、出血、囊变，有时钙化。增强扫描呈不均匀强化，周围肾实质明显受压呈环状强化，呈"新月形、半环形"等边缘强化征。对局部淋巴结肿大及静脉内的瘤栓显示清晰。

（4）MRI 表现：类似 CT 所见，T_1WI 及 T_2WI 上呈较混杂信号。

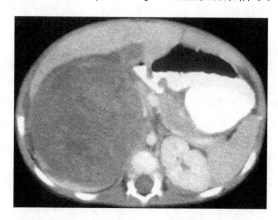

图 3-2-31　肾母细胞瘤 CT 增强

2. 鉴别诊断

（1）神经母细胞瘤：巨大分叶状、轮廓不规则、外形不光滑、密度不均匀，常有出血、钙化。肿块常超过中线，且有肝及淋巴结转移。肿块包绕腹主动脉，肾形态基本保持正常，但移位明显。

（2）肾细胞癌：成人常见，儿童少见，血尿少见，边界不清、中心性较大钙化。

（3）后腹膜畸胎瘤：巨大，圆形肿物，边界清晰；密度混杂，含脂肪成分、钙化及骨密度影；多不侵犯邻近组织。

（三）肾癌

肾细胞癌来源于肾小管上皮细胞的腺癌，85% 为透明细胞癌，40 岁以上多见，且男性较女性多见。典型的肾癌呈实质性不规则肿块，内部常出血、坏死，与邻近肾实质分界部分清晰，有假包膜。晚期可发生淋巴及血行转移。临床上典型表现为无痛性血尿和腹部包块。早期发现及时切除预后较好。

1. 影像学表现

（1）X 线表现：平片上可发现细点状、条弧形钙化，较大者可发现肾轮廓增大、外突。尿路造影可见肾小盏牵拉变形、扭曲变细、破坏肾动脉造影可见病变区不规则杂乱的肿瘤血管影,以及造影剂池状充盈。

（2）USG表现:肾轮廓变形,可见实性肿块隆起,内部回身杂乱不等、高低不均。CDFI可显示肿瘤内部及周围的血流情况。

（3）CT表现:平扫显示肿瘤呈分叶状、浸润性生长,边界不清,肿瘤内密度不均匀,可见坏死、囊变、出血或钙化,偶见沙粒样钙化。增强检查早期,肿瘤多有明显、不均一强化,其后由于周围肾实质强化而呈相对低密度的不均一肿块（如图3-2-32）。呈现"快进快出"的强化方式。肿瘤向外侵犯可见肾周脂肪密度增高,肾周筋膜增厚,邻近器官受累。肾静脉及下腔静脉内出现瘤栓时可见其内无强化的充盈缺损改变。腹主动脉旁可见多个类圆形肿大的淋巴结影。

少数肾细胞癌为囊性改变,临床上称囊性肾癌,囊壁厚而不规则,囊变区有不规则分隔样改变,病变内可见实性成分和壁结节存在。

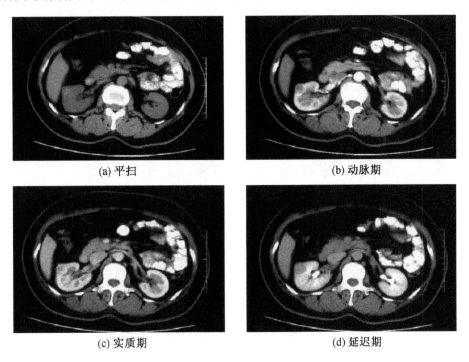

(a) 平扫　　　　　　　　　　　　　　(b) 动脉期

(c) 实质期　　　　　　　　　　　　　(d) 延迟期

图 3-2-32　肾癌 CT

（4）MRI表现:类似CT所见。T_1WI上,肾细胞癌和肾皮质多呈中、低信号,T_2WI呈混杂信号或高信号。肿瘤的假性包膜在T_1WI及T_2WI均呈低信号。增强扫描肿块呈不均匀中、重度强化。MRI检查有助于肿瘤范围的显示及肿瘤的分期。

2. 鉴别诊断

（1）肾盂癌:肾细胞癌较肾盂癌血供丰富,肿块强化明显,容易侵犯肾静脉及下腔静脉。肾盂癌多位于肾窦区,多不造成肾轮廓的改变,瘤内一般无坏死和囊变。

（2）囊性肾癌与复杂性肾囊肿的鉴别:前者壁不均匀增厚,囊内可见小结节。增强扫描显示更加明显。

（四）肾盂癌

肾盂癌是起源于尿路上皮的恶性肿瘤,90%为移行细胞癌,包括乳头状或非乳头状移行细胞癌。以50～70岁最多见,男性多见。肿瘤可向下种植至输尿管及膀胱。临床上表现为间歇无痛性全程血尿,腰痛、尿路刺激征,腹部包块。病理上呈乳头状、菜花状或广基浸润生长,沿黏膜表面浸润种植。肾盂癌分为4期:Ⅰ期肿瘤局限于黏膜上皮和固有层;Ⅱ期肿瘤侵及肾盂壁肌层但不超过肌层;Ⅲ期肿瘤侵犯肾实质和肾盂周围脂肪;Ⅳ期肿瘤侵犯肾实质以外,包括区域淋巴结增大和远处脏器转移。

1. 影像学表现

（1）X线表现:排泄性尿路造影可见肾盂、肾盏内有不规则的充盈缺损。肿瘤侵犯肾实质后,可出现肾盂、肾盏受压、变形表现。肿块引起阻塞时可引起肾盂、肾盏积水,肾轮廓增大。浸润型则表现为管腔不规则狭窄,狭窄段边缘毛糙,管壁僵硬。

（2）USG表现:肿瘤较大时可见肾窦明显分离,其间可见低回声肿块影。

（3）CT表现:肾盂癌在CT表现为3种类型。① 肾盂内肿块型（见图3-2-33、图3-2-34）:局限在肾盂、肾盏内的肿瘤,密度通常低于肾实质而高于尿液,肾窦脂肪受压,增强扫描肿块轻度强化,延迟扫描能清晰显示肿瘤造成的充盈缺损改变。② 肿块浸润肾实质型:侵犯肾实质或肾周组织,肿块密度低于正常肾实质,增强扫描呈轻中度不均匀强化。③ 肾盂壁增厚积水型:肾盂壁及输尿管上段壁呈不规则增厚或狭窄,引起梗阻性肾盂积水。增强扫描,管壁呈轻度、中度环状或不规则强化。

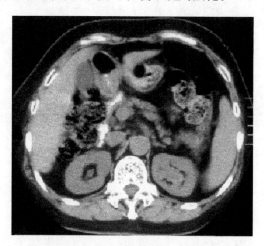

图 3-2-33　左侧肾盂癌 CT 平扫

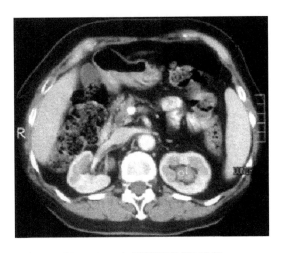

图3-2-34　左侧肾盂癌 CT 增强

（4）MRI 表现：T_1WI 呈稍低信号（见图3-2-35），稍高于尿液信号，T_2WI 呈稍高信号，稍低于尿液信号。MRI 增强扫描，皮质期肾盂癌仅轻度强化，实质期及肾盂期肿瘤增强的信号提高有限。MRU 能够显示肿瘤导致的肾盂积水及输尿管梗阻扩张，并能发现肾盂、肾盏内的充盈缺损。

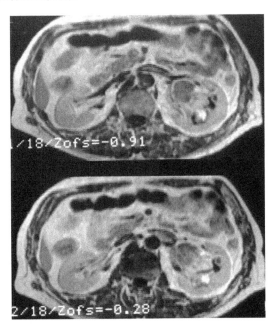

图3-2-35　肾盂癌 MR

2．鉴别诊断

（1）肾癌：假包膜和肾轮廓的局部外凸改变。偏心性侵犯肾窦及肾实质，侵及肾盂输尿管交界处，可引起肾积水。肾癌的强化特点是"快进快出"。

（2）肾盂轻度积水与肾盂旁囊肿：如肾盂积水则延迟扫描后肾盂腔有对比剂充盈，肾盂旁囊肿增强后强化。

（3）阴性结石：多为边缘光滑的圆形或椭圆形充盈缺损。短时间复查，结石的位置可移动或因结石的排泄而消失。增强后无强化。

（4）肾盂内血块：CT值高于肾盂癌肿瘤，血块边缘不整齐，增强后无强化。

（五）膀胱癌

膀胱癌是膀胱内的恶性肿瘤，膀胱癌通常来源于上皮，分为移行细胞癌、鳞状细胞癌和腺癌。非上皮源性肿瘤极其少见。移行细胞癌常呈乳头状生长，从膀胱壁向腔内生长；部分呈浸润性生长，引起膀胱壁局限性增厚。膀胱癌以膀胱三角区及两侧壁多见，表面不光整。患者常有无痛性肉眼血尿，呈间歇性，大多数为全程肉眼血尿，出现膀胱刺激症状及排尿困难；晚期出现贫血、恶病质等，主要通过淋巴道转移，也可发生血行转移。膀胱肿瘤的预后与肿瘤的分化程度和浸润范围有密切关系，分化程度越好预后越好。

1. 影像学表现

（1）X线表现：平片诊断价值不大。膀胱造影检查可见膀胱内结节状、菜花状充盈缺损，表面凹凸不平（见图3-2-36），肿瘤大小不等，侵犯膀胱壁时表现为膀胱壁局部僵硬。

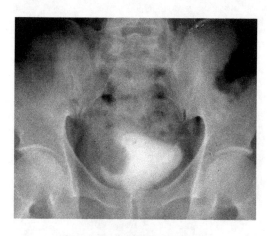

图 3-2-36　膀胱癌 X 线造影

（2）USG表现：膀胱内可见结节状及菜花状中等强回声团（见图3-2-37），邻近膀胱壁，早期回声尚正常，晚期可见膀胱壁增厚，连续性中断，回声不均匀（见图3-2-38 ）。

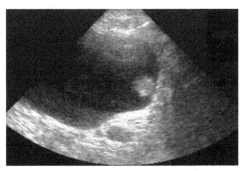

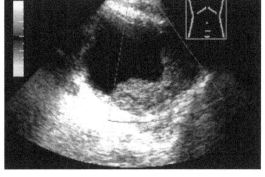

图 3-2-37 膀胱癌 B 超有蒂　　　　　　　　　图 3-2-38 膀胱癌声像图

（3）CT 表现：早期可表现为阴性。膀胱壁局限性增厚或突入腔内的软组织密度肿块较大时，中央可出现液化坏死。增强早期中度或明显强化，延迟期膀胱内充满造影剂，肿块呈低密度的充盈缺损（见图 3-2-39、图 3-2-40）。当膀胱癌向外侵犯时，膀胱壁外侧缘呈不规则状，周围脂肪区密度增高，出现不规则软组织肿块影，进一步向邻近器官侵犯。CT 检查还可见盆腔内有无淋巴结增大。

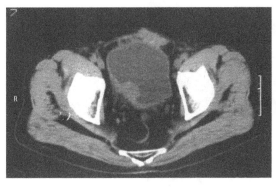
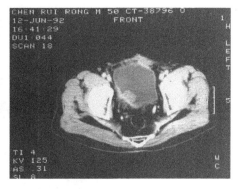

图 3-2-39 膀胱癌 CT 平扫　　　　　　　　　图 3-2-40 膀胱癌 CT 增强

（4）MRI 表现：类似 CT，T_1WI 呈中等信号或高信号，T_2WI 呈稍高信号。增强扫描，肿块早期强化高于邻近膀胱壁。DWI 上肿块为高信号，ADC 值明显低于尿液。MRI 检查可观察肿瘤对邻近组织器官的侵犯及淋巴结转移。

2. 鉴别诊断

（1）腺性膀胱炎：常见膀胱刺激症状，一般病灶表面较光滑，呈局部隆起或宽结节影，内部可有囊肿形成。增强扫描强化不明显，抗感染治疗后肿块明显缩小，增厚的膀胱壁变薄。

（2）膀胱子宫内膜异位症：临床症状有周期性，并与月经关系密切，多在月经后出现膀胱刺激症状。

（3）膀胱内血块：CT 扫描血块呈较高密度，多体位扫描可移位，总处于最低位，增强扫描血块不强化。

（六）肾上腺腺瘤

肾上腺腺瘤分为功能性腺瘤和非功能性腺瘤。前者又因其分泌的激素不同，有原发性醛固酮增多症和皮质醇增多症之分，前者腺瘤常较小，后者腺瘤常较大，均表现为圆形及椭圆形肿块。

影像学表现：

1. USG 表现

单侧肾上腺类圆形肿块，边界清晰，呈高回声，内部呈均匀低或弱回声。超声的分辨率较低，较难发现较小的肾上腺病变，对较大的肾上腺区肿块的起源很有帮助。

2. CT 表现

单侧肾上腺区有圆形、边界清晰的肿块（见图3-2-41），一般为 2~5 cm，肿块内富含脂质成分，呈低密度，CT 值为 20~50 HU，有时呈水样密度。增强扫描，肿块快速强化、快速廓清。可见同侧肾上腺肥大，对侧肾上腺萎缩。患者常伴有肝脏脂肪浸润及腹膜后脂肪堆积。

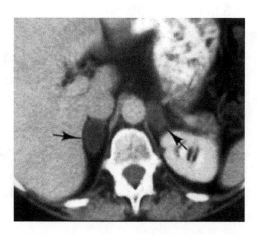

图 3-2-41　肾上腺腺瘤 CT

3. MRI 表现

肾上腺类圆形肿块，在 T_1WI 和 T_2WI 上，信号强度分别类似于或略高于肝实质；在梯度回波反相位上腺瘤信号强度明显下降。动态增强检查，表现类似于 CT 所见。

（七）嗜铬细胞瘤

嗜铬细胞瘤是起源于交感神经嗜铬细胞的一种神经内分泌肿瘤，产生和分泌儿茶酚胺，肾上腺髓质是嗜铬细胞瘤的主要发生部位，占全部嗜铬细胞瘤的90%左右。嗜铬细胞瘤又称为"10%肿瘤"，即10%的肿瘤位于肾上腺之外，10%的肿瘤为双侧，10%的肿瘤为多发，10%的肿瘤为恶性。

临床上多见于中年，典型的表现为阵发性高血压、头痛、心悸、多汗、皮肤苍白，发作数分钟后症状缓解。实验室检查24 h尿中儿茶酚胺的代谢产物香草基扁桃酸明显高于正常。

影像学表现：

1. USG 表现

肾上腺区肿块,类圆形,边缘回声强而光滑,内部为实性低或中等信号。肿瘤较大时,其内可出现出血、囊变等,呈液性无回声区。

2. CT 表现

肾上腺区圆形或椭圆形肿块,边界清晰,有完整包膜,密度均匀或不均匀。病灶多数为3~5 cm,也可较大。病灶较大时,中央可见更低密度的出血坏死改变。少数肿瘤具有钙化。增强扫描有明显强化,表现为肿瘤实质快速、显著、持续时间较长;其内低密度区无强化。

3. MRI 表现

较大肿瘤在T_1WI上信号强度与肝脏类似或略低,T_2WI呈明显高信号。肿瘤内有陈旧性出血或坏死时,肿瘤内可见短T_1或更长T_1长、T_2信号灶。肿瘤内不含脂肪,在梯度回波反相位上信号强度无减低。增强扫描,肿瘤实体部分快速强化,排空缓慢。

任务3 生殖系统病变

一、前列腺增生

前列腺增生(benign prostatic hyperplasia, BPH)是老年男性最常见的疾病之一。前列腺体积的增大与年龄密切相关,随着年龄的增长前列腺内腺体积和前列腺总体积明显增大,尤其是60岁以后,内腺体积呈加速生长。腹部超声是检测前列腺大小的方法之一,方便快捷,前列腺的正常值为左右径约4.0 cm,上下径约3.0 cm,前后径约2.0 cm。临床工作中常将前列腺分为内腺和外腺:内腺包括尿道周围腺区、移行区和中央区三个带区,是前列腺增生的主要部位;外腺也叫周缘区,是前列腺癌的高发部位。

前列腺增生的主要症状为排尿困难进行性加重,一般,尿频为最早出现的症状。血尿也是前列腺增生症的常见症状,可由膀胱收缩时覆盖在前列腺的黏膜毛细血管破裂引起,多为一过性,也可因合并感染或膀胱结石引起。

(一)影像学表现

1. USG 表现

(1)前列腺体积增大,各径线测值均超过正常值,尤以前后径变化最明显。

（2）前列腺形态改变,接近球形。中叶增生为主的病例,增生的前列腺可向膀胱内突出。

（3）内外腺比例失调。正常前列腺内外腺比例为 1：1。增生时,内腺增大、外腺受压,内外腺比例增加,内腺区可出现增生结节。如图 3-3-1 所示,前列腺各径线均增大,形态饱满,以内腺增大为主。

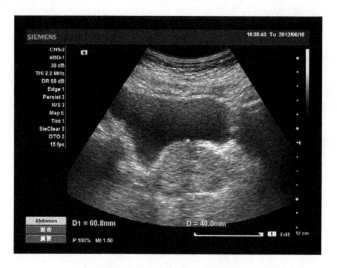

图 3-3-1　前列腺增生声像图

（4）常合并前列腺结石,沿内外腺交界处可见弧形排列的强回声光团,后伴声影,这是前列腺增生的一个特点。

（5）前列腺增生的彩色多普勒特征:前列腺整体血流信号偏少,靠近外腺处血流稍丰富。

2. CT 表现

前列腺径线增大,增大明显者前列腺呈球形,密度均匀,边缘光滑锐利,增强检查时增大的前列腺呈较均一强化。前列腺增生以腺体增生为主时,增生性结节密度增高,增强扫描时密度增高更明显。CT 成像的缺点是不能显示前列腺分区,当病变局限或在包膜内时,由于病灶与正常的前列腺组织呈相等密度,很难显示病灶。

3. MRI 表现

前列腺均匀对称性增大,在 T_1 加权像（T_1WI）上,增大的前列腺呈均匀的低信号,隆起性轮廓光整,两侧对称。在 T_2 加权像（T_2WI）上,前列腺的外腺仍维持正常较高信号,并显示受压变薄。前列腺增生以腺体增生为主时,呈结节性不均一高信号,增生性结节表现为高信号区（见图 3-3-2、图 3-3-3）。

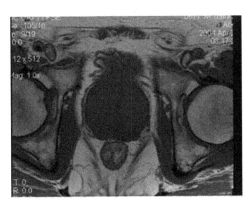

图 3-3-2 前列腺增生 T_1 像

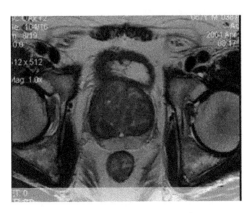

图 3-3-3 前列腺增生 T_2 像

（二）并发症

1. 膀胱憩室

前列腺增生可引起膀胱憩室为膀胱壁外侧的多个无回声区（见图 3-3-4），常发生在膀胱后方和两侧，单发或多发。憩室大者可超过膀胱，膀胱憩室内可合并结石。超声声像图特点：膀胱的侧方、后方或上方见到液性暗区，紧靠膀胱，呈椭圆形或圆形，壁薄、光滑，颇像囊肿。液性暗区的大小、数目不一。膀胱憩室的诊断依据：（1）寻找憩室与膀胱的通道——憩室口。找憩室口需要在膀胱充盈时进行。憩室大小相差很多，对于小的憩室，要仔细寻找才能找到憩室口。（2）膀胱憩室在排尿后囊腔缩小。

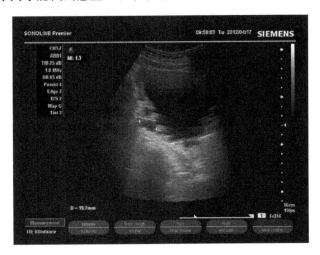

图 3-3-4 膀胱憩室

2. 膀胱残余尿增多

前列腺增生可引起排尿困难，膀胱残余尿增多，甚至尿潴留。残余尿测量公式：残余尿量 $=0.52 ×$ 上下径 × 左右径 × 前后径。残余尿量的正常值小于 10 mL，膀胱尿潴留是指尿容量超过 600 mL，有些尿潴留患者膀胱容量甚至超过 1 000 mL。部分前列腺增生患者,因为不能排尿,感觉非常痛苦,时间过长可以引起急性肾功能不全。

注意事项:

(1)排尿对比时,不宜一次排空,以免肠腔下移,影响检查。分次排尿可以反复做比较。

(2)测量膀胱残余尿时应在膀胱正常充盈时排尿测量,膀胱过度充盈时,测量不准确。

(3)测量膀胱各个径线时,压力应该相等。

3.前列腺癌

前列腺增生可以伴发前列腺癌,所以对于诊断前列腺增生的患者,应该检查前列腺特异抗原。对于前列腺特异抗原增高的患者,应该进行前列腺活检,排除前列腺癌。

二、前列腺炎

前列腺炎(prostatitis)多发于中青年人群,慢性前列腺炎是前列腺炎中最常见的一种症状,慢性前列腺炎病史较长,发病机制复杂,影像学上个体差异很大,与病程和病理改变程度密切相关,声像图也缺乏特征性的标准。一般来说,慢性细菌性前列腺炎的病理表现是非特异性的,如果前列腺纤维化较重,腺体可萎缩,且可延及后尿道,使膀胱颈硬化。慢性非细菌性前列腺炎组织学检查与慢性细菌性前列腺炎相似,只是各种检查均未发现致病菌。

前列腺炎临床表现多种多样,出现的症状有下腹部或腹股沟部隐痛、睾丸或会阴部下坠痛、尿道流白、性功能障碍等。但在某一个具体的患者身上,一般只表现出其中的部分症状,甚至有的患者根本不出现明显症状。

慢性前列腺炎目前多通过临床表现及前列腺液化验进行诊断,但许多患者临床表现及前列腺液改变并不明显。因此,影像学检查在前列腺炎的诊断及鉴别诊断中具有重要的价值。前列腺炎影像学检查主要包括超声检查、磁共振(MRI)等。在前列腺炎诊断方面,与经阴道超声相比,CT 影像的特异性无明显优势,而且价格昂贵,所以在前列腺炎诊断方面,较少使用。

(一)USG 表现

1.急性前列腺炎

前列腺内部回声不均,可见片状低回声区,部分可见脓肿形成,前列腺压痛明显。

2.慢性前列腺炎

慢性前列腺炎(见图 3-3-5),前列腺无增大,内部回声不均匀,可见钙化点。病情较轻者,前列腺大小、形态和内部回声可近似正常。病情较重及病程较长者,前列腺增大、轮廓规则、包膜完整但回声增强或不光滑,内部回声不均质,呈点状增粗增强,或可显示局部不规则斑点状强回声,后伴声影(钙化点),这在慢性前列腺炎中较为多见,一般呈散在性分布。若有囊性病变可出现无回声。有纤维化时,该处回声可增强。若合并结石,则显示强光团,后方伴有声影。慢性前列腺炎累及尿道可见尿道壁回声明显增强,分布不均匀,尿道管壁呈串珠样声像图。慢性前列腺炎内部血流信号增多,呈短棒状、短线状,但分布亦较稀疏,内外腺血流比例相当,血管内径相仿。

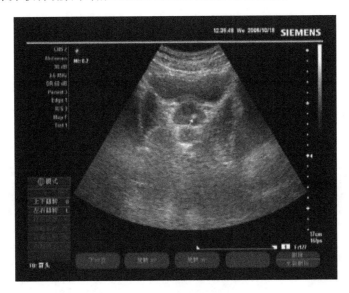

图 3-3-5　慢性前列腺炎声像图

(二) MRI 表现

前列腺炎的 MRI 诊断标准是基于前列腺外周带正常高信号内局灶性或弥漫性低信号。而前列腺外周带癌、瘢痕组织、纤维化、穿刺后出血、内分泌治疗后均可表现为前列腺外周带低信号,故常规 MRI 对前列腺炎的诊断和鉴别诊断有一定的困难。T_2WI 及动态增强序列有助于鉴别诊断,前列腺炎的确诊有赖于穿刺。

三、前列腺癌

前列腺癌(prostate cancer,PCa)在欧美男性恶性肿瘤发病率中排第二位,我国前列腺癌发病率低于西方国家。近年来随着对该病认识程度的提高,血清前列腺特异抗原(PSA)检验在国内的开展,影像学检查尤其是经直肠超声的应用和前列腺穿刺活检在各大医院的逐步普及,前列腺癌检出率提高,前列腺癌发病率呈明显上升趋势。前列腺癌在 50 岁以下的人群中罕见,其发病率随年龄的增长而增加,这种增长趋势在 65 岁后更为明显。

前列腺癌的诱发原因不清,目前研究显示与基因、家庭、种族,以及营养和环境等因素有一定的相关性。95% 的原发性前列腺癌为腺癌类型,其余 5% 由各种罕见的特殊病理类型的前列腺癌组成,如黏液腺癌、小细胞癌和移行细胞癌等。

（一）USG 表现

彩色多普勒可实时显示组织器官血液供应的基本情况,包括该组织区域的血供丰富程度和血流走向情况,此检查模式可从血流动力学的角度检测、分析肿瘤病灶。前列腺癌与其他恶性肿瘤一样,多伴有肿瘤血管的增多。发现前列腺内血流异常增多,尤其是局限性增多是诊断前列腺癌可疑病灶的依据。对灰阶超声发现外腺异常回声结节,应进一步行彩色多普勒检查。观察比较结节处和周围腺体组织的血流情况,对于血流异常丰富的结节,应高度怀疑前列腺癌。但其对前列腺癌诊断的特异性不高,近年来,彩色多普勒在前列腺癌诊断方面的作用上已从单纯追求提高病灶的检出率转为对其预后的判断,因为前列腺癌的转移与肿瘤的微血管密度相关。前列腺癌区血流声像图,如图 3-3-6 所示。

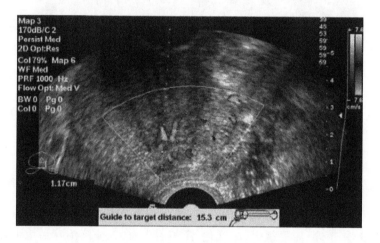

图 3-3-6　前列腺癌区血流声像图

（二）CT 表现

CT 对早期前列腺癌的诊断意义不大。对于中晚期前列腺癌,CT 常规平扫和强化扫描结合,必要时 3D 多平面重建,对于前列腺癌的诊断与鉴别诊断有一定的临床价值。

前列腺癌多位于前列腺的外腺,且多在包膜下,内腺少见,当前列腺癌属于早期时,即无前列腺外转移和侵犯时,仅仅表现为前列腺体积增大或边缘结节状、波浪状隆起,癌肿和正常的前列腺组织密度的差异较小。CT 平扫时组织无密度差不易显示,故平扫诊断较为困难,增强扫描后正常的组织明显强化,而肿瘤组织无明显强化,从而显示出肿瘤病变(见图 3-3-7)。所以,前列腺 CT 检查应常规平扫和增强扫描并行,窄窗观察,以提高前列腺癌的检出率。强化后表现为前列腺内的局限性低密度区,或者是外形膨隆的低密度影。当前列腺癌属于中晚期时,癌组织穿破包膜,除有早期外形改变外,前列腺体积明显增大,密度不均匀,其内可见点状的钙化灶。前列腺周围脂肪层变窄,若癌组织侵犯精囊腺和膀胱,则出现膀胱三角的形状改变或消失,膀胱壁增厚改变。前列腺癌可经淋巴转移到附近的盆腔淋巴结、髂内和髂外淋巴结、腹主动脉旁淋巴结、纵隔淋巴结,甚至还能转移到颈部淋巴结。由于解剖上前列腺静脉属支与脊柱静脉系统相互连通,故前列腺癌常常发生脊柱和髂骨转移,CT平扫或强化均可发现以上变化。

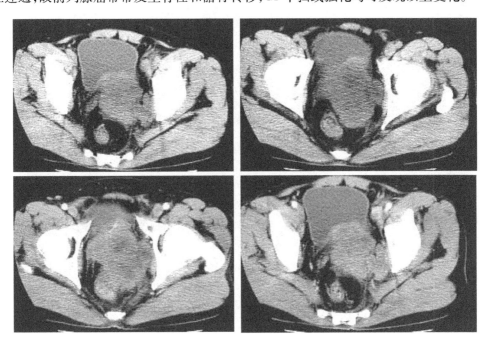

图 3-3-7 前列腺癌并盆腔转移 CT

(三) MRI 表现

目前核磁共振用于检测前列腺癌病灶方法主要包括 MRI 和 MRS,前者主要研究形态学信号的变化,后者则着重于化学位移波谱分析。

1. MRI

诊断前列腺癌病灶以 T_2WI 上前列腺外腺区高信号背景上出现低信号结节为诊断依据(见图 3-3-8)。近年来,随着直肠线圈的普遍使用,能清晰显示前列腺内部带区结构,敏感地检出位于外腺的低信号结节。MRI 对已有前列腺包膜浸润前列腺癌的诊断有较高的敏感性和特异性;局限于前列腺包膜内的前列腺癌,由于病灶小、病灶信号呈多样性,以及其他良性病变与肿瘤有类似的信号干扰,肿瘤病灶的显示不良,造成前列腺癌诊断的敏感性和特异性下降。因此 MRI 在前列腺癌诊断中的主要作用还是在于前列腺癌的分期。

临床上大多数 PSA 增高的患者一般都需要进行前列腺穿刺活检确诊,在前列腺穿刺活检的术中及术后,均会发生局部少量出血,影响 MRI 影像学分期的诊断。因此,MRI 在前列腺癌的分期诊断时,应在前列腺活检前进行检查。

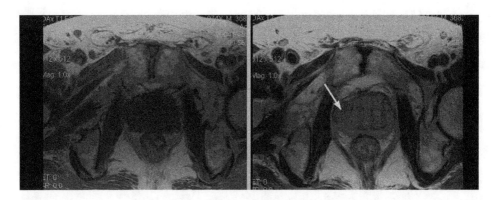

图 3-3-8　前列腺癌 MRI 图

2. MRS

MRS 是目前唯一的一种无创检测活体组织内物质代谢及生化物质含量的方法。前列腺癌是 MRS 在体部应用最为成熟的部位。MRS 能在某种程度上对前列腺癌的定位和分期进行诊断,并能预测肿瘤的侵袭性,对疗效进行评价。MRI 和 MRS 在早期前列腺癌中的一个应用热点是前列腺重复穿刺中的价值,包括两个方面:一是指对前次穿刺阴性但临床高度怀疑前列腺癌的病例能否提高前列腺穿刺阳性率。二是指对前次穿刺阴性的病例,MRI 和 MRS 能否提供排除前列腺癌的可靠信息。

四、子宫肌瘤

子宫肌瘤(uterine fibroid)是女性生殖器官中最常见的肿瘤,多发生于中年妇女,发病率达40%。

(一) 病理特点

子宫肌瘤表现为实质性球形肿块,大小不一,从 5 ~ 150 mm 不等,可单发,也可多发,呈散在性分布。肌瘤周围有被压缩的肌纤维所组成的假包膜,假包膜与肌瘤间有疏松的结缔组织,流体切面呈灰白色或白色中略带红,由漩涡状排列的平滑肌与纤维结缔组织交叉组成。较大的子宫肌瘤由于供血障碍、营养缺乏可发生各种继发性改变,常见的有水肿、玻璃样变、囊性变等,此外还可继发感染。肌瘤原发于子宫肌层,当继续增大时可向不同方向发展。临床上根据其在发展过程中与子宫肌壁间的关系分为以下几种(见图 3-3-9):肌壁间肌瘤,占 60% ~ 70%,如肌壁间肌瘤向阔韧带内生长,则称为继发性阔韧带肌瘤;浆膜下肌瘤,占 20%,带蒂的浆膜下肌瘤,易发生扭转而引起急腹症;黏膜下肌瘤,约占 10%。

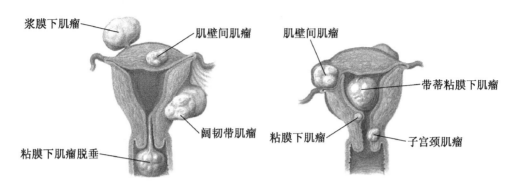

图 3-3-9 子宫肌瘤的分型

（二）临床表现

子宫肌瘤的早期,绝大多数无症状,往往在妇科普查或 B 超检查时被发现。倘若肌瘤的生长引起子宫腔的形态或子宫内膜面积的改变,或为黏膜下肌瘤,或长在特殊部位(如子宫颈、阔韧带内),或肌瘤较大、增长速度过快,则可引起一系列的临床症状,最常见的有以下 6 种临床症状。

1. 月经改变

当肌瘤使子宫腔变大,子宫内膜面积增大,子宫收缩不良或子宫内膜增生过快,或黏膜下肌瘤,均可表现为经期延长、月经过多,治疗不及时可致贫血。

2. 腹部肿块

当肌瘤较大或增长过快时,往往于小腹正中可摸到包块,质地较硬,尤其是清晨膀胱充盈时更易摸到。

3. 白带增多

肌壁间肌瘤使子宫腔面积增大,内膜腺体分泌增多,并伴有盆腔充血,致使白带增多。若为黏膜下肌瘤,其表面容易感染、坏死,产生大量的脓血性分泌物,伴有臭味。

4. 排尿、排便异常

肌瘤较大或生长在子宫颈、阔韧带等处,可出现挤压盆腔邻近脏器的临床症状,如大便秘结,小便频繁,残余尿增多,输尿管移位、肾盂积水等。

5. 腰酸腹痛

常见的是下腹部坠胀、腰背酸痛等。特殊情况可出现急性疼痛,如带蒂的肌瘤发生扭转,或妊娠时肌瘤发生红色变性,这时可伴有发热症状。

6. 不孕

由于肌瘤压迫输卵管或使之扭曲,影响输卵管的正常功能,或肌瘤导致宫腔变形妨碍受精卵着床引起不孕。

（三）USG 表现

1. 子宫肌瘤超声声像图表现

子宫肌瘤超声声像图表现主要与肌瘤的位置、大小和有无继发性变等因素有关。

（1）子宫增大或出现局限性隆起，导致子宫切面形态不规则。

（2）肌瘤结节一般呈圆形低回声区或等回声区（见图 3-3-10），以及分布不均的强回声区。等回声结节周围有时可见假包膜所形成的低回声晕圈。肌瘤结节内无继发性改变时回声尚均匀，以低回声为多见。一般肌瘤回声衰减不明显，肌瘤后面的子宫回声通常较清楚，但当探测到肌纤维排列紊乱、形态复杂而又有较大的肌瘤时，回声衰减明显，导致子宫肌瘤后方的声像模糊不清。如图 3-3-10 所示，宫颈管内见自宫腔内突入的低回声结节。

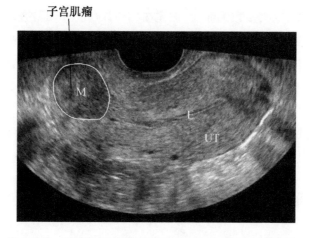

图 3-3-10　黏膜下子宫肌瘤（UT 子宫；M 肌瘤；E 子宫内膜）

（3）子宫内膜回声的移位或变形，肌壁间肌瘤结节可压迫和推挤宫腔，使宫腔内膜回声移位或变形（见图 3-3-11），黏膜下肌瘤则表现为子宫内膜回声增强、增宽或可显示瘤体结构。子宫内膜受压，肌层内可见多个不规则的无回声区（见图 3-3-11）。

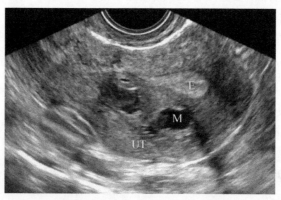

图 3-3-11　子宫肌瘤囊性变（UT 子宫；M 肌瘤；E 子宫内膜）

（4）宫颈肌瘤可见子宫内膜线下方宫颈部有一个实性包块声像，一般有较清晰的边界。有时体积可较大，向后壁生长，达宫体上方。向前壁生长，与子宫峡部肌瘤往往难以鉴别。宫颈肌瘤发生较少。蒂较长的黏膜下肌瘤可脱垂至宫颈管内，需要与宫颈肌瘤鉴别。脱垂下来的黏膜下子宫肌瘤边界清晰，可有少量积液。

（5）阔韧带内肌瘤显示子宫某一侧实性肿块声像图，将子宫推向对侧。阔韧带内肌瘤体积一般较大。

从超声图像改变可确定为单发性肌瘤还是多发性肌瘤，后者显示子宫轮廓线有多处隆起，切面形态不规则，内部回声强弱不均，并可清晰显示肌瘤与子宫内膜的关系。如图3-3-12所示，子宫肌瘤多发，子宫变形。经阴道超声可检出直径5 mm以下子宫肌瘤及其与子宫内膜的精确关系。

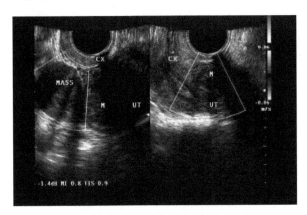

图3-3-12 子宫多发肌瘤声像图

2. 子宫肌瘤继发变性的声像图改变

（1）玻璃样变性的声像图特点：玻璃样变性时肌瘤内部组织水肿变软，漩涡状结构消失，代之以均匀的透明样物质，声像图为边界模糊的无回声区，常见于较大且生长迅速的肌瘤。因而在较大的肌瘤回声图像内常出现相应的暗区，边缘不清，后方可出现回声增强。

（2）囊性变声像图特点：边界清晰的圆形无回声区，多继发于玻璃样变（见图3-3-11）。玻璃样变组织液化为假性囊肿，在声像图上则出现明显的圆形无回声区，边界清晰，后方回声增强。

（3）钙化改变的声像图特点：肌瘤发生继发钙化变性一般发生于肌瘤玻璃样变坏死后，由于肌瘤血循环障碍，钙盐被吸收而沉积，声像图显示为强回声的光团或弧形强光带，后方伴有声影。

（4）脂肪变性的声像图特点：肌瘤局限性的脂肪变性也可以表现为强回声，但无声影。局限性脂肪回声增强是因为脂肪间有较多纤维杂质成分。

3. 子宫肌瘤的彩色多普勒表现

肌瘤内血流与肌瘤的大小、位置和变性种类及范围有关。彩超检查肌瘤时,其瘤体周围多能显示环状或半环状血流信号。肿瘤周围及内部大的静脉血管腔是最常见的血管结构。瘤体内彩色血流信号呈星形、条状或网状,部分肌瘤内部血流信号丰富,呈花篮状。瘤体周边及内部均可显示动脉血流或/和静脉血流。当瘤体发生变性后,瘤体内彩色血流信号随之改变。肌瘤内出现坏死和炎性改变时,则引起血流信号明显增多和阻力降低。

4. 鉴别诊断

子宫肌瘤有上述典型特征时容易鉴别,当表现不典型时,需要与下列疾病鉴别。

(1)子宫肌腺症:子宫肌腺症即子宫肌层内子宫内膜异位症,其临床特点为月经多、痛经明显、子宫多呈左右对称性增大,但前后壁厚度不同,一般后壁增厚明显。声像图上表现为月经期子宫增大,月经后子宫缩小的特征。其声像图表现为子宫多呈均匀性增大,边缘轮廓规则,宫腔内膜回声无改变,子宫切面内回声强弱不均匀,月经前后动态观察子宫大小和内部回声两者常有变化。

(2)卵巢肿瘤:实质性卵巢肿瘤,尤其与子宫有粘连时,在声像图上容易与浆膜下肌瘤混淆,主要通过辨认瘤体与子宫的关系来区别。如肿瘤是否在子宫内;子宫的边界是否完整;推挤肿瘤,肿瘤是否与子宫有错位运动;彩色多普勒显示卵巢肿瘤多为高速血流信号,血流较肌瘤丰富。

(3)盆腔炎性包块:炎性包块常与子宫粘连易误诊为子宫肌瘤,但炎性肿块多位于后盆腔部,多为实质性,内部回声不均匀,包块无包膜,外形不规则,可与周围组织粘连,同时,可发现正常子宫声像。

(四)CT 表现

1. 肌壁间子宫肌瘤

主要表现为子宫增大,无分叶或浅分叶状,平扫为等密度或稍低密度,增强扫描为密度不均的低密度影,宫腔受压变形、移位。

2. 黏膜下子宫肌瘤

表现为宫腔内卵圆形占位性肿块,与子宫肌层等密度。增强扫描肿块强化显著,与子宫肌层有明显分界。

3. 浆膜下肌瘤

主要表现为子宫肿块呈明显分叶状或子宫边缘的圆形肿块,平扫或增强扫描其密度与正常子宫肌层大致相同,边缘光滑。

(五)MRI 表现

在 T_1WI 上表现为中等或低信号,在 T_2WI 上表现为低或混杂信号;子宫肌瘤边界多数清晰;在 T_2WI 上,瘤体周围见高信号或中等信号带;子宫肌瘤较多时,子宫形态发生改变,同时 MRI 能发现子宫内大小不等的多个肌瘤图像,多呈散在性分布。

五、子宫恶性肿瘤

子宫癌症(Uterine cancer)主要包括子宫内膜癌、宫颈癌和恶性滋养细胞肿瘤,平滑肌肉瘤等很少见。

(一) 子宫内膜癌

子宫内膜癌发生在子宫内膜层,以腺体为主,此病高发在 50 岁以上的妇女,尤其是绝经后妇女若阴道出血要引起重视。根据其大体病理变化,可分为 3 种类型:① 弥漫型,癌组织遍及子宫内膜大部分或全部内膜,使子宫内膜显著增厚并可伴有不规则的乳头状突起,可侵犯肌层,边界不清;局限型,肿瘤仅累及子宫内膜的一部分,常发生于子宫底部,可侵犯肌层;息肉型,癌肿向宫腔突出呈息肉状,癌组织侵犯范围较小,一般不侵犯肌层。

子宫内膜癌早期诊断的主要依据是诊断性刮宫,但不能提示癌组织累及范围和深度,但超声可作为筛选检查的重要手段之一,特别是阴道超声能较准确地测量内膜的厚度,检出很小的病变。阴道超声还能根据内膜和肌层之间的低回声声晕的断裂情况判断内膜癌对肌层侵犯的范围及深度。

1. USG 表现

(1)癌症早期,子宫大小正常,肌层回声均匀,与内膜线边界清晰。

(2)随着肿瘤的不断增大,侵犯肌层。子宫内膜弥漫性或局限性不均匀增厚,肌层内见片状低回声区,形态不规则,与子宫内膜边界不清晰(见图 3-3-13)。局限型肿瘤可表现为团块状回声,回声稍增强,形态不规则,呈息肉状突起,与正常组织分界不清。彩色多普勒显示肿瘤内部或周边可探及较丰富血流信号,血流阻力较低,一般阻力指数小于 0.5。肿瘤增大,出现坏死后,宫腔内出现积液,肿瘤内部也可出现液体无回声区,边界不光滑,无包膜。子宫内膜呈弥漫性不均匀回声,病灶与后壁肌层界限不清,见图 3-3-13。

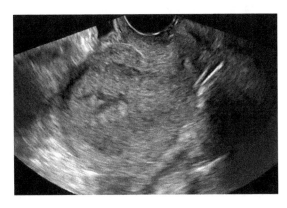

图 3-3-13 子宫内膜癌(M 子宫内膜癌病灶;CV 宫颈;m 子宫肌层)

（3）病变晚期,癌组织发生转移,淋巴转移是常见的转移途径,也可直接侵犯盆腔内其他器官,如膀胱、肠管等,声像图上表现为宫旁出现实性团块。

2. 鉴别诊断

子宫内膜癌缺乏特异性声像,需要与子宫肌瘤等其他疾病进行鉴别。部分子宫内膜癌可伴发子宫肌瘤。子宫内膜癌患者多为老年女性,临床表现为绝经后阴道出血,阴道排液、下腹或腰骶部疼痛等,而且患者多有肥胖、高血压、糖尿病等其他疾病(见表3-3-1)。

表3-3-1　子宫内膜癌的鉴别诊断

类别	子宫内膜癌	宫腔息肉	子宫黏膜下肌瘤	内膜增生
年龄	50 岁以上	20 ~ 50 岁	20 ~ 50 岁	20 ~ 50 岁
临床表现	阴道出血,阴道排液,部分有异味	无明显特征,少数月经量增加	月经量增加	月经紊乱,可见血块,绝经后基本不发生
超声声像图特征	内膜与肌层边界不清,内膜不规则增厚、变形,宫腔积液	宫腔内稍强回声团,轮廓清晰	位于子宫内膜之外,膨胀性挤压子宫内膜,形成压迹,宫腔变形	内膜均匀性增厚
彩色多普勒	血流丰富,血流阻力指数较低	无明显血流信号,较大息肉有少量血流信号	绝经后肌瘤萎缩,血流信号减少	血流无明显增多

3. CT 表现

当肿瘤局限于黏膜层时,可表现为正常。当肿瘤明显侵犯肌层时,子宫常呈对称性或分叶状增大,增强检查时,肿瘤强化程度低于邻近正常子宫肌层而表现为较低密度的肿块,边界不清楚。当肿瘤侵犯宫颈时,CT 显示宫颈不规则增大,较大肿瘤常阻塞宫颈管,致宫腔积水、积血或积脓。当肿瘤侵犯子宫外,但局限于盆腔时,宫旁正常脂肪低密度表现消失,代之以不规则软组织肿块影,有时还可见盆腔淋巴结增大。当膀胱或肠管受累时,显示与子宫肿块相连的局部膀胱壁、直肠壁增厚或肿块,也可发现肝、上腹部或腹膜转移等。

4. MRI 表现

当肿瘤局限于黏膜层时,T_1WI 和 T_2WI 可表现为正常。当肿瘤明显侵犯肌层时,在 T_2WI 像上能较为准确地测量出肿瘤侵犯子宫肌层的深度,准确率较高,可见中等信号的肿瘤破坏子宫内膜和子宫肌层界面;增强检查时,子宫内膜癌的强化程度不同于邻近正常子宫肌层,同样能较准确地评价肿瘤的范围和侵犯深度。当肿瘤侵犯宫颈时,T_2WI 上可显示中等信号的宫颈纤维基质带。中晚期肿瘤,发生宫旁延伸时,显示肿瘤累及宫旁组织并使其信号发生改变,卵巢受累时则卵巢处出现中等信号肿块,腹膜种植表现为 T_1WI 中等信号和 T_2WI 高信号的结节影,淋巴结转移时显示淋巴结增大。

在各种影像检查方法中,MRI 检查最有价值,其不但能显示子宫内膜癌的某些特征,从而提示诊断,而且能较准确地显示病变范围。当肿瘤局限于子宫时,超声检查可有一些异常表现,但不具有特征性,难与变性的子宫肌瘤、多发肌瘤等区别,诊断需结合临床表现和相关的组织学检查。CT 检查仅对晚期子宫内膜癌有意义,可显示肿瘤的范围和发现淋巴结转移。

(二) 宫颈癌

宫颈癌为妇科最常见的恶性肿瘤。发病率约占妇女恶性肿瘤的 6%,宫颈病变一般可通过阴道镜直接观察,同时可以取出宫颈组织进行病理诊断。因为宫颈与阴道相邻,早期阴道会出现异味、液体等临床表现,所以对影像学的依赖相对较低。

1. USG 表现

宫颈癌早期宫颈的大小及形态无明显变化,随着病情的不断进展,子宫颈增厚,体积增大,回声不均匀,出现实质性肿块,其回声较正常宫颈回声减低,与周围组织分界不清;宫颈管的形态亦发生改变,变得不规则,有时其内可见实性肿块回声,引起宫颈管扩张。晚期肿瘤向周围侵犯,引起膀胱壁僵硬出现,肾积水及血尿等;侵犯子宫体,引起子宫形状改变。彩色多普勒显示肿瘤血流丰富,血流阻力指数较低。

2. CT 表现

当肿瘤较大而明显侵犯宫颈基质时,表现为宫颈增大。增强检查,肿瘤的强化程度要低于残存的宫颈组织。当肿瘤超过宫颈时,增大的子宫颈的边缘不规则或模糊;宫旁脂肪组织密度增高,甚至出现与宫颈相连的软组织肿块;输尿管周围脂肪密度增高,或出现肿块。当肿瘤延伸超过盆腔或侵犯膀胱、直肠时,显示软组织肿块侵犯闭孔内肌或梨状肌;可发现盆腔淋巴结增大。当肿瘤侵犯膀胱和直肠时,上述结构周围脂肪间隙消失,膀胱或直肠壁增厚,甚至出现肿块;并可有腹膜后淋巴结增大或其他脏器转移表现。

3. MRI 表现

由于 MRI 检查可明确显示正常宫颈各带解剖及宫颈与阴道的分界,因此对肿瘤范围的显示优于 CT 检查。MRI 检查不能识别原位癌和微小肿瘤。当肿瘤明显侵犯宫颈基质时,于 T_2WI 上表现为中等信号肿块。当肿瘤超过宫颈时,显示宫颈增大,外缘不规则或不对称,宫旁出现肿块或脂肪组织内出现异常信号的粗线状影。MRI 能根据肿瘤侵犯的范围不同,显示其病变范围,如显示出肿瘤侵犯阴道下部、膀胱壁或直肠壁的低信号中断,等等。宫颈癌治疗后可复发,常见复发部位为阴道上端,在 T_2WI 上呈显著高信号,而放疗后纤维化则呈低信号。

宫颈癌早期诊断主要依靠临床检查及活检病理诊断,影像检查主要适用于进展期子宫颈癌的分期,判断肿瘤侵犯范围,明确有无宫旁侵犯、盆壁或周围器官受侵及淋巴结转移。MRI 是宫颈癌分期首选影像检查方法,此外,还有助于鉴别治疗后肿瘤复发与纤维化。

（三）恶性滋养细胞肿瘤

1. 恶性葡萄胎

恶性葡萄胎又称侵蚀性葡萄胎，多发生于葡萄胎清宫术后 6 个月内，发生率为 15% ~ 18%。

超声声像图特点如下：

（1）子宫增大，形态不规则；

（2）内膜边界模糊不清，宫腔结构紊乱，回声强弱不均；

（3）葡萄胎组织超出宫腔范围向肌层浸润，破坏血管，造成病变区域血管明显扩张，超声显示子宫肌壁厚薄不均，内部回声强弱不均，肌壁内出现局灶性蜂窝状回声，回声中的暗区大小不等，形状不规则；

（4）双侧卵巢出现黄素囊肿；

（5）彩色多普勒显示血流丰富，血流阻力指数较低。

2. 绒毛膜上皮癌

常发生于葡萄胎清宫术后或产后及流产后，为恶性程度较高的肿瘤。早期即可发生血行转移，其声像图特征和恶性葡萄胎类似，主要表现有子宫体积增大，形态饱满，外形不规则；宫体回声不均，宫壁内可见多个大小不等的低回声区，呈蜂窝样改变。彩色多普勒显示病变区域血流非常丰富，为低阻力血流信号，血流阻力指数一般小于 0.4。

六、卵巢囊肿和卵巢肿瘤

卵巢囊肿分为非赘生性囊肿（non-neoplastic cyst）和赘生性囊肿（neoplastic cyst）。非赘生性囊肿是一种特殊的囊性结构而非真性的卵巢肿瘤，一般体积较小，多能自行消退。

（一）卵巢非赘生性囊肿

常见的卵巢非赘生性囊肿分为以下 4 类。

1. 滤泡囊肿

滤泡囊肿来自卵巢的生理性囊肿，由于卵泡不成熟或成熟后不排卵，卵泡未破裂或闭锁，因而持续增大，卵泡液潴留而形成囊肿（见图 3-3-14）。一般 10 ~ 30 mm，最大不超过 50 mm，常为单发性囊肿。

声像图特征：卵巢内出现圆形无回声区，边缘清晰光滑，常突出于卵巢表面，在定期随诊中，可见囊肿无回声区自行缩小或消失。彩色多普勒超声检测囊肿周围血管呈中等血流阻力。

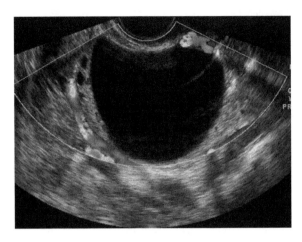

图 3-3-14　滤泡囊肿声像图

2. 黄体囊肿

黄体囊肿是在黄体形成过程中,黄体血肿液化所致。妊娠黄体也可增大形成囊肿。一般在妊娠 3 个月时可自然消退。

声像图特征:卵巢切面内亦可出现无回声区囊肿声像,其内可有分隔的光带或片状的高回声区。囊肿的内径一般为 30 mm 左右,少数可达 80 mm 以上。彩色多普勒超声显示其囊壁上有丰富的血流信号,呈低到中等血流阻力指数。较大的黄体囊肿可能自发破裂,发生急腹症,类似宫外孕破裂表现,可参考血 HCG 指标进行鉴别。

3. 黄素囊肿

黄素囊肿是在病理情况下发生的,与滋养细胞疾病伴发。葡萄胎患者一半以上伴有黄素囊肿,多表现为双侧发病。

4. 多囊卵巢综合征

多囊卵巢综合征多见于 17～30 岁妇女,是月经调节机制失常所致,与内分泌有关。临床表现有多毛、肥胖、月经稀少,甚至闭经。同一患者身上可以只表现为多毛或肥胖伴月经稀少。

声像图特征:

(1) 双侧卵巢均匀性增大,轮廓清晰,包膜回声增强;

(2) 卵巢切面内可见卵泡数量增多,卵泡大小不等,多数小于 5 mm,最大不超过 10 mm,最多单切面可达 10 个以上,呈蜂窝样改变;

(3) 经阴道超声检查可见卵巢髓质回声异常:髓质面积增大,髓质与皮质面积比增大,且大于 50%;髓质回声明显增强与卵泡形成明显对比;盆腔可有少量积液。彩色多普勒显示卵巢髓质内血流增多,高速高阻血流信号,子宫动脉的阻力也增加。

（二）卵巢赘生性囊肿

常见的卵巢赘生性囊肿分为 3 类：巧克力囊肿、囊腺瘤和畸胎瘤，下面对前两种类型分别加以描述（畸胎瘤单独描述）。

1. 巧克力囊肿

巧克力囊肿病理变化为异位子宫内膜随卵巢的功能变化，周期性出血和其周围组织纤维化而逐渐形成囊肿，所以又称子宫内膜异位症。卵巢子宫内膜异位症最常见，常累及双侧卵巢。一般巧克力囊肿直径在 50～60 mm，囊内含巧克力样陈旧性血液。临床一般多有痛经，呈渐进性表现。巧克力囊肿是妇产科的常见病，可通过超声引导下囊肿硬化治疗并治愈。

巧克力囊肿的超声声像图特征（见图 3-3-15）：多于子宫后方出现圆形或不规则形无回声区，壁厚、内膜欠光滑。由于血液的机化和纤维素的沉积，其内可出现不均匀的回声。在月经期或月经期刚过后检查，显示囊肿内有细弱光点，可随体位改变而移动，但不能探及血流信号。囊肿内成分可随月经周期而变化，如液性细弱光点声像，高回声的机化声像等。囊肿内部声像可随月经周期而变化，此表现是与其他卵巢囊性病变鉴别的重要依据之一。

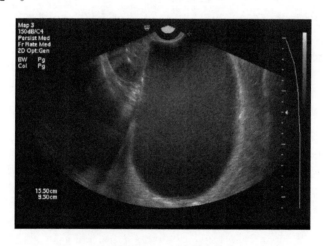

图 3-3-15 巧克力囊肿声像图

2. 囊腺瘤

囊腺瘤分为浆液性囊腺瘤和黏液性囊腺瘤两种，不适合进行超声引导下硬化治疗。浆液性囊腺瘤约占卵巢良性肿瘤的 25%，主要发生于生育年龄。

声像图特征：囊腺瘤为囊性暗区，肿瘤轮廓清晰，囊壁光滑完整，一般大小为 50～100 mm，内见分隔样回声（见图 3-3-16）。多房性肿瘤内可见纤细的分隔回声。部分囊腺瘤囊壁内有大小不一的局限性光斑或乳头状光团突向囊内，但轮廓光滑，彩色多普勒可探及少量血管。

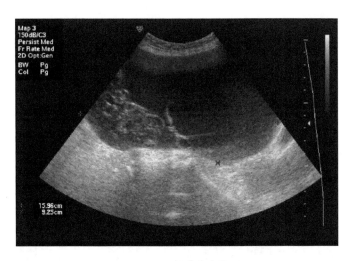

图 3-3-16 囊腺瘤声像图

3. 浆液性囊腺癌

浆液性囊腺癌是成人最常见的恶性卵巢肿瘤,占卵巢上皮性癌的50%,其中1/2为双侧性,约30%有微钙化点,呈簇状分布。肿瘤直径大小100~150 mm,内部一般是部分囊性、部分实性,实性成分呈乳头状生长,此肿瘤生长很快,常伴有出血坏死。

浆液性囊腺癌声像图特征(见图3-3-17):

(1)一侧或双侧附件区出现类圆形无回声区,其内有散在的飘动光点;

(2)囊壁有不均匀增厚,有分隔时,分隔厚薄不均,可见乳头状光团;

(3)若肿瘤伴有出血或有不规则坏死脱落物时,无回声区内可见光点、光团回声随体位改变而移动;

(4)囊腺癌晚期可向子宫和肠管浸润或由腹膜广泛转移,引起腹水,形成粘连性肠管强光团且多固定于腹膜后壁。彩色多普勒超声显示隆起的团块内血流丰富,血管分布紊乱,血管扩张、阻力降低。三维超声可见多房囊肿,囊壁边缘不平整,囊内团块实性成分较多,结构紊乱,有多条厚薄不均的间隔光带,但以大小不等的乳头状改变为主。

4. 黏液性囊腺瘤

黏液性囊腺瘤较浆液性囊腺瘤少见,多为单侧多房性,内含胶冻样的黏性液体,一般体积较大,如破裂可引起腹膜种植,则很难治愈。

声像图特征:

(1)肿瘤呈类圆形无回声区,边界清晰,可见分隔样回声;

(2)肿瘤体积较大,直径多为100 mm以上;

(3)少数肿瘤可见局限性光斑或乳头状光团突向囊内或壁外,但轮廓光滑;

(4)彩色多普勒可探及少量血管。

5. 黏液性囊腺癌

黏液性囊腺癌占卵巢上皮癌的 40% 左右,常只限于一侧,多由黏液性囊腺瘤演变而来,囊腔变多,间隔增厚,有增殖的乳头状物。

声像图特征:

(1)肿瘤呈类圆形或分叶状无回声区,边界回声明显增厚且不规则;

(2)囊腔内有较多的间隔光带,呈不均匀性增厚,并有散在的光点和光团;

(3)增厚的囊壁可向周围浸润,表现为向外伸展的局限性光团,轮廓不规则,多伴有腹水无回声区。彩色多普勒超声显示实质性部分血管分布紊乱、扩张,呈低阻力血流信号。如图 3-3-11 所示,囊腺癌实性成分增多,分隔增粗,分布广泛。

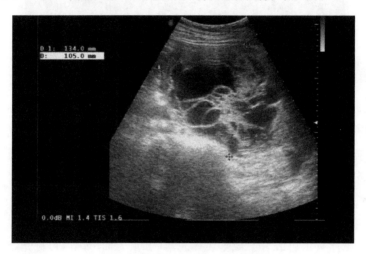

图 3-3-17　浆液性囊腺癌声像图

(三)卵巢肿瘤

卵巢肿瘤(ovarian tumor)是妇科常见的肿瘤,可发生于任何年龄,以 20～50 岁多见。卵巢肿瘤组织形态非常复杂,这是因为卵巢属于生殖器官,具有胚胎学特性,所以可分化为各种组织结构胚层特征的肿瘤。按肿瘤组织学可分为 3 类,几十种肿瘤。这 3 类肿瘤分别是上皮性肿瘤,约占卵巢原发性肿瘤的 2/3;性腺间质肿瘤;生殖细胞瘤。

1. USG 表现

超声声像图上尚无法按组织发生进行分类,根据声像图特征卵巢肿瘤分为囊性、实质性和混合性肿瘤。

(1)囊性肿瘤:形态规则呈类圆形,边界清晰,壁薄,光滑,内部无回声,可有分隔。后壁有回声增强效应。

(2)实质性肿瘤:形态较规则或不规则;边界清晰或模糊不清;内部回声均匀呈弥漫分布的密集光点或光团,当有出血坏死或囊性变时,肿瘤内出现不规则无回声区如图 3-3-18 所示,卵巢实质性肿瘤,边界不清,内部血流丰富。

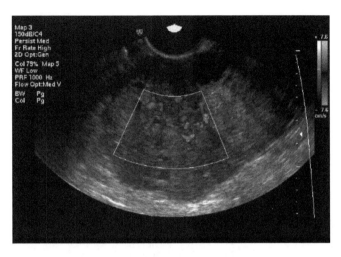

图 3-3-18　卵巢实质性肿瘤声像图

（3）混合性肿瘤：以囊性为主者，形态多较规则，体积较大，囊壁光滑完整，囊内有实性光团，后方回声可增强；以实性为主者，表现为规则或不规则光团，小部分为液性无回声区，肿瘤边界清晰或较模糊，后方回声无增强。

卵巢肿瘤的良、恶性：超声能够显示肿瘤大小、结构特征，判别其物理性质，根据其回声特点了解组织内部的大体病理变化，做出良、恶性的初步判断（见表 3-3-2）。

表 3-3-2　卵巢良恶性肿瘤的超声声像图的对比

类别	良性肿瘤	恶性肿瘤
形态	形态规则，边界清晰，壁光滑	形态多不规则，且多为实性
回声	回声均匀为主	内部回声不均匀
分隔	多房性囊肿，分隔较薄而规则	囊壁及分隔厚薄不均，多呈乳头状突起
肿瘤生长情况	肿瘤内实性部分回声规则，集中或均匀，部分可移动	有浸润或肿瘤向外生长时，轮廓不清，边缘不整
有无腹水	无腹水	大部分合并腹水
CDFI	实性部分或分隔无或有少量血流信号	实性部分或分隔可探及较丰富血流信号

2. 卵巢囊肿或肿瘤的 CT 表现

卵巢囊肿的典型表现为附件区或子宫直肠陷窝处的均一水样低密度肿块，呈圆形或椭圆形，边缘光滑，壁薄，无分隔（见图 3-3-19）。浆液性囊腺瘤和黏液性囊腺瘤表现为盆腔内较大肿块，巨大者可占据大部分盆腹腔（见图 3-3-20）。肿块呈水样低密度，其中黏液性者密度较高，可为多房性或单房性。如为多房性，各房密度可略有差异。壁和内隔多数较薄且均匀一致，少数较厚或有乳头状软组织突起。增强检查，囊壁和内隔发生强化。

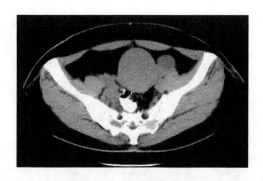

图 3-3-19 卵巢囊肿 CT

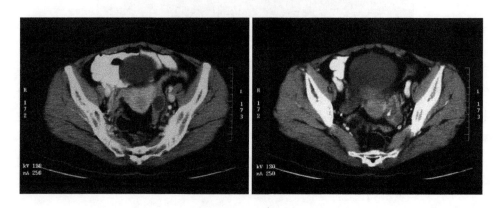

图 3-3-20 卵巢囊腺瘤 CT

3. 卵巢囊肿或肿瘤的 MRI 表现

MRI 的卵巢囊肿形态学表现类似 CT 检查所见,其内囊液在各成像序列上均与尿液呈等信号,即 T_1WI 上为低信号,而 T_2WI 上为非常高的信号。如囊内含蛋白质较多,则 T_1WI 和 T_2WI 上均可为高信号。囊肿壁薄而光滑。

浆液性囊腺瘤和黏液性囊腺瘤均表现为边界清楚的肿块,大小不等,常为多房状。MRI 检查能显示肿块内多发内隔,常见于黏液性囊腺瘤。囊壁和内隔均较薄,有时可见小的乳头突起。浆液性囊腺瘤表现为长 T_1 和长 T_2 信号;黏液性者由于含黏蛋白而导致肿瘤在 T_1WI 和 T_2WI 上均呈较高信号。增强检查时,肿瘤的壁和内隔发生强化。

七、盆腔畸胎瘤

盆腔畸胎瘤(pelvic teratoma)主要指卵巢畸胎瘤,是最常见的卵巢肿瘤之一。卵巢畸胎瘤起源于具有全能分化功能的卵巢生殖细胞,其成分可包含外胚层、中胚层及内胚层结构,可发生于任何年龄,多发生于育龄妇女;以单侧多见,双侧占 10% ~ 20%;肿瘤内容物由 2 ~ 3 个胚层的多种成熟组织构成,主要含外胚层组织,包括皮肤、皮脂腺、毛发,部分有牙齿及神经组织,此外亦可见中胚层组织如脂肪、软骨等,内胚层组织少。

（一）临床表现

囊性畸胎瘤一般无明显症状,肿瘤较大时,压迫邻近器官出现相应症状,如压迫膀胱则出现尿频,压迫输尿管则出现肾积水,进而引起腰酸腰胀等症状。少数畸胎瘤有蒂,可以发生蒂扭转,如果发生蒂扭转,则出现急腹症的临床表现,如腹痛、恶心、呕吐等等。良性畸胎瘤恶变率较低,不足2%。

（二）USG 表现

1. 卵巢囊性畸胎瘤

卵巢囊性畸胎瘤的声像图表现错综复杂,一般以囊性为主。良性囊性畸胎瘤的超声所见常可分为以下几种类型。

（1）类囊肿型:多为圆形或椭圆形,囊壁较厚,多为单房,内为密集而反光强的光点。透声好的完全囊性畸胎瘤较少见,其超声表现与卵巢囊肿相同,仅能通过病理鉴别。

（2）囊内面团型:囊内出现一个或数个较强回声光团,多为圆形,也可表现为不规则光团,可粘贴于内壁,光团后方无明显回声衰减。

（3）瀑布型:囊内可见一圆形光团,为脂类物团块包裹一团毛发构成,其上方呈月牙形反光强的回声,其后方衰减并伴明显声影,与瀑布类似。高回声团为脂类物质包裹毛发,后方声衰减明显,见图3-3-21。

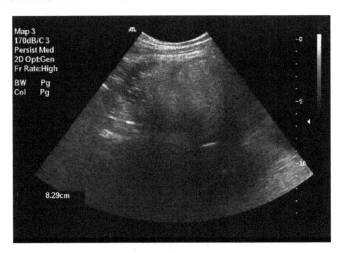

图 3-3-21　瀑布型畸胎瘤声像图

（4）囊内脂液分层型:上层为反光强、密集光点回声,为一层脂类物;下层常为清亮液,有时亦可见液内漂浮少量光点;两层之间为脂液分层平面,较大的囊肿其液平面可随体位变动而变化(见图3-3-22),上层高回声为脂肪组织,无回声区为囊性暗区。

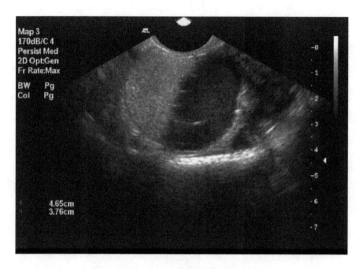

图 3-3-22　脂液分层畸胎瘤声像图

（5）壁立结节型：囊壁隆起结节状强回声，后方伴声影。

（6）混合型：囊内回声杂乱，除可见无回声区外，还可见点状、条索状、团块状、片状强回声伴声衰减或声影，为牙齿、骨、油脂、钙化物的混合表现。

2．恶性畸胎瘤

当畸胎瘤体积迅速增大时，其囊壁不规则增厚，囊内回声杂乱，除组织的多样性结构构成的超声多样化反射外，其主要特点为肿瘤趋向实变，如囊壁及分隔上出现大量实质性团块回声，原来较细的分隔变得粗大、紊乱、模糊等。如伴有腹水，则预示肿瘤的腹膜浸润或腹腔种植。未成熟畸胎瘤则表现为单侧实质性肿瘤，表面凹凸不平及结节状隆起。

3．鉴别诊断

（1）巧克力囊肿：多有进行性痛经史，双侧多发，囊内为较均匀的密集细弱回声，其内部回声较畸胎瘤的回声强度低。

（2）盆腔脓肿：多有妇科炎症的病史，早期声像图上一般无特殊表现，当有输卵管积脓和输卵管卵巢脓肿形成时则易鉴别。

（3）卵巢囊腺瘤：表现为无回声区内可见多个分隔，囊内壁见乳头状结节，彩超常能检出隔内的血流。畸胎瘤内部分隔无血流信号显示，畸胎瘤乳头状结节回声较高，而囊腺瘤乳头状结节回声较低。

（4）卵巢单纯囊肿：囊内呈无回声，囊壁薄，内透声好，后方回声增强。畸胎瘤囊壁稍厚，比卵巢单纯性囊肿透声差。少部分呈不典型声像图表现的畸胎瘤应仔细观察肿物内部回声特点，并结合临床症状加以鉴别，进一步提高超声诊断准确率。

4．盆腔畸胎瘤的超声检查注意事项

（1）检查前尽量排空大便，经腹扫查者适度充盈膀胱，膀胱充盈不好，肠气干扰严重时,很难显示肿瘤,易造成误诊、漏诊;后方直肠内的粪便回声与瀑布型畸胎瘤回声相似,排便后检查可以鉴别。

（2）超声检查要细致,特别是对两侧卵巢要充分显示,不能仅满足一侧畸胎瘤的诊断,要仔细扫查对侧。

（3）肿瘤较小时,建议行经阴道超声检查。

（4）注意机器的调节,如 PRF、滤波、增益等的调节。因为患者不同,最佳成像的条件也不同。

（三）CT 表现

囊性畸胎瘤的典型表现为盆腔内边界清楚的混杂密度囊性包块,内含脂肪、软组织密度成分和钙化成分（见图 3-3-23）。有时包块内可见脂液分隔,根据畸胎瘤成分不同,还可以看到界面处有漂浮物,代表毛发团;某处囊壁局限性增厚,呈结节状突向腔内。少数囊性畸胎瘤无明确脂肪成分或钙化,仅含蛋白样液体,没有明显的特征性,诊断困难。如能见到"飘浮征",即为皮脂样物飘浮于脂 – 液面上,也为畸胎瘤的特征性表现,但出现概率极小。恶性畸胎瘤实质性成分较多,血流较丰富,CT 能探测到实性成分,并在实性成分中探查到"快进快出"的血流信号。

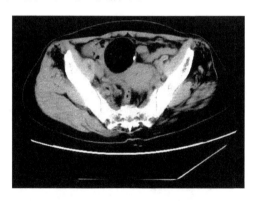

图 3-3-23 囊性畸胎瘤 CT 图

（四）MRI 表现

囊性畸胎瘤表现为盆腔内有混杂信号包块,其特征是包块内含有脂肪信号灶,即 T_1WI 上为高信号,T_2WI 上为中高信号,且与脂肪信号相同,脂肪抑制像上这种中、高信号灶的强度明显降低,与皮下脂肪信号强度下降程度相仿,从而确定其为脂肪成分。此外,MRI 检查同样可发现液-液平面,由囊壁突向内侧的结节和有钙化组成的无信号区。

八、异位妊娠

异位妊娠（ectopic pregnancy）是指受精卵在子宫宫腔以外的器官或组织中着床发育,又称宫外孕,是妇科常见急腹症之一,近年来有增加趋势。异位妊娠中有 95% 为输卵管妊娠,其余5%发生在卵巢、腹腔、阔韧带及子宫颈等处。输卵管妊娠以壶腹部为主,易感因素为不同程度的输卵管功能影响,如慢性盆腔炎、输卵管炎、输卵管手术后及子宫内膜异位等。此外,放置宫内节育器后,容易发生孕卵游走,即一侧卵巢排卵受精后,受精卵向对侧移行,这些均为引起异位妊娠的因素。

(一)临床表现

异位妊娠在流出或破裂前,往往无明显症状,诊断比较困难。少数患者停经后有早期妊娠反应,有的患者在下腹一侧有隐痛或酸坠感,尿妊娠试验阳性。腹痛是异位妊娠破裂时的主要表现,是出血刺激腹膜引起的,患者突然感觉下腹一侧有撕裂样或阵发性疼痛,持续或反复发作,并伴有恶心、呕吐现象。出血量多时,可出现昏倒与休克。输卵管妊娠中止后,常有阴道不规则出血,点滴状,深褐色,量少。

(二)USG 表现

1. 输卵管妊娠的声像图特征

(1)子宫轻度增大,但小于闭经月份。子宫内膜呈蜕膜化改变,造成子宫内膜回声稍增多,或回声分布紊乱。有时超声见到宫腔内无回声结构会误诊为宫内妊娠,这种无回声被称为假孕囊。假孕囊位于宫腔中央,周围是子宫内膜,形态可沿宫腔形态呈单环状。真孕囊位于子宫内膜内,真孕囊强回声环外有低回声环呈双环状。

(2)附件区可见包块(见图 3-3-24),右侧附件区厚壁囊性包块,包块边界不清,形态不规则,内部回声不均匀,未破裂的异位妊娠在包块内可见囊性暗区,较大的异位妊娠内可见卵黄囊或胚芽结构,较大的胚芽可探及心管搏动。能够发现卵黄囊或胚芽,即可以确诊异位妊娠。因为异位妊娠一般破裂前直径比较小,所以经阴道超声检查已成为异位妊娠的常规检查手段。

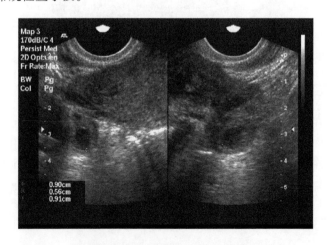

图 3-3-24 未破裂宫外孕声像图

(3)盆腔积液是输卵管妊娠流产或破裂的一种表现,发生率较高。当盆腔积液量较大时,患者容易发生出血性休克,需紧急抢救。如图 3-3-25 所示,附件区见不均匀包块,妊娠囊已显示不清,盆腔见少量积液。

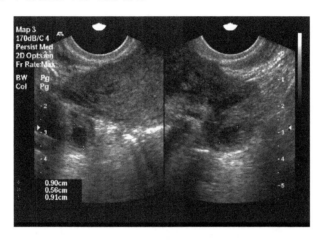

图 3-3-25　已破裂宫外孕声像图

2．子宫颈妊娠的声像图表现

子宫颈妊娠较少见,表现为子宫增大,宫腔内未见妊娠囊,而子宫颈增大,子宫颈内可见妊娠囊结构。

3．腹腔妊娠的声像图表现

发生于输卵管妊娠流产或破裂至腹膜腔后,大部分病例中胚胎坏死,少数可发育至中期妊娠,具体表现如下:

(1) 子宫大小正常,宫内无妊娠囊声像;

(2) 腹腔内可见胎儿的各种结构、羊水暗区及胎盘图像,胎儿存活者,可见心管搏动;

(3) 腹腔内胎儿位置往往偏向一侧或姿势不正常;

(4) 可见正常的膀胱及子宫位置声像,胎儿与膀胱间无子宫声像。

(三) 鉴别诊断

异位妊娠需要与宫内妊娠流产、黄体破裂及盆腔肿块扭转鉴别。

1．宫内妊娠流产

有闭经史、无不孕史,腹痛位于中下腹呈阵发性坠痛,妊娠试验阳性,有时临床上与异位妊娠不易鉴别。超声检查则可显示宫内存在妊娠囊,如检查时胚胎尚存活,可见胎心搏动,见此声像可确诊;仔细观察盆腔是否有包块存在,多数能与宫内妊娠流产区别。完全流产时,宫内已无妊娠囊显示,可能难以鉴别。

2．黄体破裂

无闭经史,腹痛多发生在月经之前,尿妊娠试验呈阴性,部分病例有阴道出血,超声声像图表现为子宫大小正常,宫内无妊娠囊,盆腔多数不能探及包块,可探及盆腔积液。对于怀疑黄体破裂的病例,需检查血 HCG 浓度,血 HCG 浓度排除宫外孕的特异性更高。

3. 盆腔包块扭转

部分带蒂的附件肿瘤扭转时可有急腹症,但这些病例行超声探测均无子宫增大,可有子宫直肠窝积液。结合有无闭经史、有无盆腔肿瘤病史,多少可以鉴别。对于急腹症病例,不易鉴别时,应密切随访观察,必要时间隔 12 小时复查,动态观察子宫直肠窝积液量的改变等,以便做出较为准确的诊断。

九、胎盘发育异常

孕 8 周后,开始出现胎盘;第 10 周可清晰显示胎盘声像;第 12 周后,胎盘可清晰显示全貌,包括胎盘边缘,然后胎盘开始持续生长,至孕 35 周左右为止,妊娠足月时胎盘已发育成一个扁圆形盘状物,厚度为 25～35 mm,最厚可达 50 mm。典型的胎盘声像,初起时表现为一附着于子宫内壁的半月形弥漫细小光点区,以后随孕龄增长及其成熟度而变化。胎盘分为绒毛膜板、胎盘实质和基底膜 3 个部分。

(一)胎盘的成熟度

胎盘的绒毛膜板、胎盘实质和基底膜等部分虽然连续发展成熟,但其进度并非一致,有时三者差异很大。因此胎盘成熟度的分级所见不能截然分开,而是相互交叉的。故胎盘成熟度的评定应综合所见,根据其主要变化,视具体情况加以判断。根据胎盘声像,胎盘成熟度一般分为 4 级。

1. 胎盘成熟度 0 级

胎盘实质显示为分布均匀细小的点状回声,基底膜显示不清,胎盘与子宫壁之间可见较低的回声分界线;胎盘表面线毛板平直光滑。0 级胎盘见于胎盘发育开始,至全部早孕期及中期妊娠过程中,至 29 周妊娠之前多为 0 级胎盘,提示胎盘未成熟。

2. 胎盘成熟度 Ⅰ 级

胎盘实质回声明显,回声点呈散在性增大、增强、分散不均匀,基底膜回声仍不清楚,或可见较细、较低的线状回声,胎盘表面出现轻微的波状起伏。Ⅰ 级胎盘主要见于 29～36 周妊娠,说明胎盘已趋向成熟。

3. 胎盘成熟度 Ⅱ 级

胎盘实质回声增强,回声点增大,并出现点、斑状强回声或短线状强回声,呈不规则分布;基底板可见线状强回声,胎盘表面出现切迹,呈明显起伏状,部分切迹可延伸到胎盘实质。Ⅱ 级胎盘多见于 33 周妊娠之后,表示胎盘基本成熟,但部分 Ⅱ 级胎盘延续至足月妊娠分娩。

4. 胎盘成熟度 Ⅲ 级

胎盘实质回声明显增强、增大,分布不均匀,并出现较多的斑片状强回声、钙化回声和环状钙化回声。基底膜也有断续的或连成线状的钙化回声,胎盘表面切迹更明显并深入胎盘实质,将胎盘分成多个小叶状回声。36周妊娠以后Ⅲ级胎盘明显增加。

并不是每一个胎盘必须全部经过各个成熟发育阶段,少数Ⅲ级胎盘在孕37周前就可以出现。但在孕42周后出现Ⅰ级者是绝对少见的。Ⅱ级或Ⅲ级成熟度胎盘分娩的新生儿一般身高在48 cm以上,体重大于2.5 kg。Ⅲ级成熟度胎盘分娩的新生儿很少出现呼吸窘迫综合征。在高危妊娠处理中,了解胎肺成熟度是必需的,应用超声观察胎盘成熟度可作为胎肺成熟度的一个判断参考。

胎盘成熟度与疾病有一定的关系。胎盘成熟度加速时,如在孕35周前见到Ⅲ级成熟度胎盘者,应考虑高血压、先兆子痫、胎儿宫内生长迟缓等。胎盘成熟度减缓时,如孕32周后胎盘成熟度为0级者,应考虑妊娠糖尿病、母子Rh因子不合等存在的可能,必要时进一步检查。

（二）胎盘常见的疾病

胎盘常见的疾病有前置胎盘、胎盘早剥、胎盘绒毛膜血管瘤和子宫内膜蜕膜化不良性疾病等。

1. 前置胎盘

前置胎盘是指孕28周后,胎盘附着于子宫下段,甚至胎盘下缘达到或覆盖子宫颈内口,其位置低于胎先露部。判断胎盘下缘时,需使膀胱适度充盈,膀胱充盈不足或过度充盈均可造成胎盘下缘位置的假象,影响超声诊断。前置胎盘是妊娠中晚期出血的主要原因之一,是妊娠期严重并发症,处理不当可危及孕妇及胎儿的生命安全。

（1）分类:根据胎盘下缘的位置不同,前置胎盘可分为3类:完全性前置胎盘（见图3-3-26 孕29周,胎盘完全遮盖子宫颈内口）、部分性前置胎盘、边缘性前置胎盘和低位胎盘。

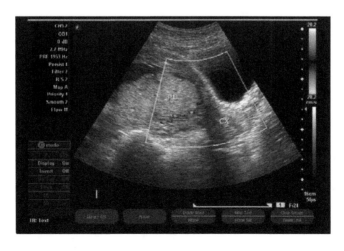

图3-3-26　完全性前置胎盘声像图

（2）临床表现：

① 阴道出血：妊娠晚期或临产时，发生无诱因无痛性反复阴道流血是前置胎盘的主要症状；

② 贫血：由于反复阴道出血，患者出现贫血征象；

③ 胎儿先露部高浮。

因为前置胎盘覆盖子宫颈内口，造成胎儿娩出困难，容易引起大出血而危及孕妇及胎儿的生命，故产前检查非常关键。完全性前置胎盘和部分性前置胎盘以剖腹产分娩方式为佳，边缘性前置胎盘和低位胎盘可以视患者具体情况决定分娩方式。

2. 胎盘早剥

胎盘早剥（placental abruption）指正常位置的胎盘早期发生剥离，发生率为妊娠的1%左右，主要的病理变化为底蜕膜出血，形成的血肿使蜕膜分离而使胎盘早剥。胎盘早剥的症状主要是晚期妊娠中阴道出血与腹痛，其严重程度视出血量、剥离面积与剥离类型而定，轻症者可无任何症状。

根据出血的位置可分为胎盘后出血与边缘性出血两类。胎盘后出血常伴有高血压、血管疾病等，是因胎盘下螺旋动脉断裂所致，血管内压力较高，出血量多，症状重，但因胎盘边缘仍附着于子宫壁，血液不能外流，故称隐性剥离出血。胎盘边缘性出血多是胎盘边缘静脉撕裂所致，血管内压力较低，症状轻微，常见于因吸烟等因素而导致的蜕膜坏死，外伤、子宫肌瘤等也可增加发病危险。血液可由子宫颈流出，故称显性剥离出血。大量出血者可引起孕妇贫血、休克，甚至死亡。对胎儿来说，可导致胎儿早产、死亡等。

（1）USG表现：

① 发现血肿回声，血肿回声与血肿的大小、位置有关。急性出血时，血肿可为低或等回声。如果出血停止，则血肿渐渐变成暗区；病史较长者，血肿机化后可呈现强回声。

② 胎盘后出血：胎盘与子宫间可发现血肿回声，血肿形态类圆形，境界清晰，边缘不规则，胎盘可因血肿而被抬高。应该指出，急性出血时，血肿回声类似胎盘，应加以鉴别，主要的鉴别措施是常规测量胎盘厚度，对于胎盘厚度超过50 mm者，应仔细分辨胎盘回声，血肿内没有均匀的胎盘光点回声；同时应常规探查胎盘血流信号，血肿内无血流信号。

③ 胎盘边缘性出血：血肿位于胎盘边缘时，胎盘边缘被抬高剥离，有时血液还可沿羊膜或绒毛膜扩展一定距离。超声下能够发现血凝块声像。如图3-3-27所示，显示为胎盘边缘不均质包块，与正常胎盘界限清，厚度超过正常胎盘。

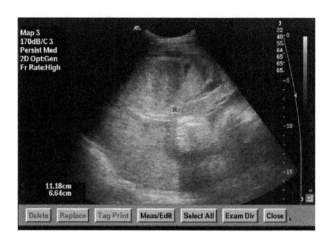

图 3-3-27　胎盘边缘性出血声像图

（2）鉴别诊断：

① 胎盘静脉窦：胎盘后厚度均匀的管状暗区，应用超声实时监测可发现其内有血液流动，彩色多普勒可测到血流频谱。

② 胎盘附着处子宫肌瘤：一般有子宫肌瘤的病史，妊娠早期在子宫肌层内可见类圆形的肌瘤回声，随着妊娠进展，肌瘤常可逐渐变得透明，有时甚至消失。如肌瘤持续存在，则易与胎盘剥离相混淆。其特点是回声多呈圆形，向内、外突出，同时推挤子宫壁和胎盘。

③ 胎盘附着处的子宫收缩、胎盘下子宫肌肉收缩时，声像图上可出现一向胎盘突出的半圆形低回声区，它一般不是圆形，如不注意容易与胎盘剥离混淆。如有怀疑，可让患者休息半小时候复查，一旦收缩过后，图像可恢复正常。

3. 胎盘绒毛膜血管瘤

胎盘绒毛膜血管瘤是一种良性的血管畸形，肿瘤常单发，发生位置不固定，很少出现临床症状。

（1）USG 表现：

① 胎盘实质内可见一境界清楚的低回声团，也可表现为囊实性混合回声肿块。

② 肿瘤向羊膜腔突出，很少能发现瘤蒂。本病需与胎盘下胎盘早剥及胎盘下子宫肌层的子宫肌瘤鉴别。

（2）临床意义：本病多数无重要的临床意义，但大的肿瘤可合并羊水过多、胎儿水肿、胎儿宫内生长迟缓、胎盘早剥，甚至引起胎儿死亡。部分患者被诱发早产。由于胎盘绒毛膜血管瘤并发症较多，对于较大的血管瘤，应住院治疗。

4. 子宫内膜蜕膜化不良的相关疾病

子宫内膜蜕膜化不良的相关疾病主要有粘连性胎盘、植入性胎盘和穿透性胎盘。

粘连性胎盘自绒毛生长至子宫肌层;植入性胎盘绒毛深入子宫的整个肌层;穿透性胎盘绒毛穿透子宫浆膜。剖腹产后子宫瘢痕组织容易发生本病,而本病最大的问题是产后胎盘滞留所引起的阴道持续性出血,重症病例需要做子宫切除。超声检查时发现胎盘下子宫肌层模糊不清,回声增多时,应警惕本病。前壁胎盘如穿透肌层侵犯膀胱时,则因为引起血尿,容易诊断。行彩色多普勒超声检查,可见扩张的血管穿过胎盘和宫壁,进入周围组织。

十、胎儿发育异常

超声能够直接诊断的胎儿畸形,一般是解剖结构畸形。超声能够观察到胎儿的各个部位、各个器官的情况,从而检出胎儿畸形。特别是三维超声的投入使用,能更加清晰地显示胎儿的结构,提高胎儿畸形的检出率。例如,超声能够比较容易地检出脑积水和唇裂。脑积水声像图的表现是颅内见大量无回声区,轻度脑积水声像图特征是侧脑室过宽;唇裂的声像图表现是胎儿上唇连续性中断,部分患儿伴有腭裂,在胎儿张嘴时更加明显(见图3-3-28,胎儿上唇裂开,呈兔形结构)。国家卫生部规定胎儿的产前超声检查应该检出6种胎儿畸形,包括无脑儿、开放性脊柱裂、致死性软骨发育不全、脑膨出、内脏外翻和单心室,这6种胎儿畸形临床处理上需终止妊娠。

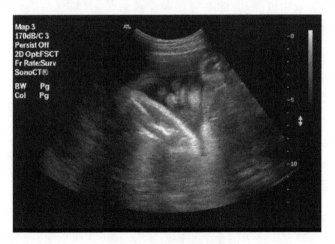

图 3-3-28　胎儿唇裂声像图

(一) 无脑儿

无脑儿(anencephaly)又称无脑畸形,是胎儿发育过程中神经管闭合缺陷的一种形式,即胎儿神经管的头端闭合失败,脑暴露在羊水中,受羊水的化学作用,以及胎儿抓挠,脑组织越来越少,最后成为无脑儿(见图3-3-29,无脑儿显示颅骨光环消失,胎头明显减小),这是一种常见的先天性畸形,男女比例1∶3.7。

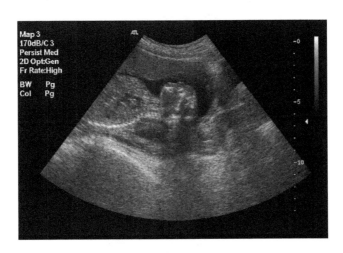

图 3-3-29　无脑儿声像图

1. USG 表现

（1）正常孕 11 周时超声可见颅骨强回声光环,无脑儿则表现为圆形颅骨光环缺失,胎头形态不规则,面部以上无颅脑结构,类似"蛙眼征"。

（2）颅内脑组织回声缺如,脑组织变性萎缩,多数探测不到大脑组织回声,但有时可显示少量中脑组织回声,外围可包围一层脑膜回声。

（3）三维超声可清晰显示颜面结构,也可清晰显示颅脑缺如的范围。

（4）吞咽反射缺乏导致羊水过多,胎儿神经系统发育畸形也常伴发羊水增多。

2. 临床意义

目前国内实行妊娠 3 个月后常规产前超声检查。超声在中期妊娠可做出明确诊断,是临床首选的简便、正确的诊断方法。

（二）开放性脊柱裂

正常胎儿脊柱纵切显示的是平行光带征,走行平滑,至尾部汇合,横切显示为三角形的 3 个强回声光点。脊柱裂是指神经管未正常闭合,脊柱中线缺损,相邻的脊柱后部椎板愈合不全发生裂孔。可发生于脊柱的任何一段,以腰骶椎多发;可伴有无脑儿等其他畸形。

USG 表现,如图 3-3-30 所示（脊柱平行光带连续性中断）：

（1）在胎儿纵切面上,脊柱的平行光带结构中断,横切呈"U"形。

（2）胎头横切见前额与枕部隆起,即"柠檬头"。脑室扩张,小脑异常或缺失。

（3）脊柱下方有低回声或不均质肿块附着。三维超声可显示脊柱排列不整齐,骨化中心分离、缺如,并可显示脊柱与邻近骨化结构的关系。

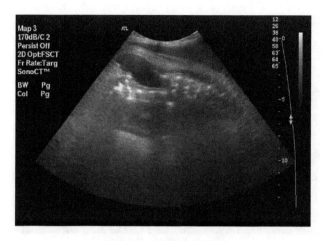

图 3-3-30　脊柱裂声像图

（三）软骨发育不全

软骨发育不全（achondroplasia）又称胎儿型软骨营养障碍、软骨营养障碍性侏儒等。软骨发育不全是一种由于软骨内骨化缺陷引起的先天性发育异常，主要影响长骨，临床表现为特殊类型的侏儒——短肢型侏儒，但智力及体力发育良好，严重的软骨发育不良，又称致死性侏儒。

1．发生机制

软骨化骨过程紊乱，长骨生长受阻，而膜内化骨过程不受影响，故骨的粗细正常，但因长骨的长度短而相对变粗；骨骺软骨细胞可以产生及增殖，但不能进行正常的钙化及骨化，因而骨端增大。软骨细胞柱状的排列不规则，为分散成堆的，骨化过程层次紊乱，干骺端毛细血管不能规则地侵入骺板，进行正常地吸收，且成熟的软骨细胞也不能钙化，因而影响骨的生长。

2．USG 表现

（1）颅骨变形，前额突出，顶骨及枕骨亦较隆突，但颅底短小，枕大孔变小而呈漏斗形，其直径可能只有正常人的一半，头颅整体呈"三叶草形"。

（2）长骨变短，弯曲，类似"电话筒"状，以肱骨和股骨为甚；干骺端不规则扩张呈"喇叭口状"（见图 3-3-31，胎儿股骨变短，弯曲，形似电话话筒）。

（3）胸腔狭小，腹部相对膨大，呈"钟形"或"梨形"。

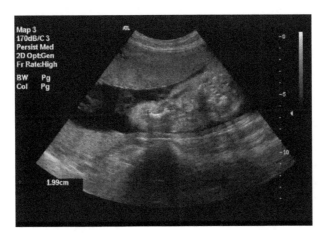

图 3-3-31 软骨发育不全声像图

(四) 脑膨出

脑膨出(encephalocele)是指颅骨缺损伴脑膜和颅内组织从颅骨缺损处凸出(见图 3-3-32),脑膜膨出则仅有脑膜而没有脑组织从颅骨缺损处膨出,多发生在后枕部,少数发生在额部和顶部。

1. USG 表现

(1)局部可显示颅骨的回声缺损,这是诊断脑膨出的特征性表现之一。

(2)可见明显的囊性包块与颅骨相连,囊壁厚小于 3 mm,内无分隔光带。

(3)囊性包块内可见等回声的实质结构,脑组织疝出得越多,脑内残余的越少,导致小头畸形。

(4)合并脑积水,羊水增多。

(5)超声诊断最早可在 13 周做出。一旦诊断为脑膨出,应该彻底检查排除相关畸形。

2. 鉴别诊断

颈部淋巴水瘤、畸胎瘤、神经胶质瘤、真皮窦囊肿、颜面血管瘤等。该病预后与膨出部位、大小、膨出的脑组织多少有关。脑组织膨出越多,其预后就越差。脑或脑膜膨出的新生儿死亡率约40%。存活者大部分有智力障碍。如图 3-3-32 所示,以脑脊液为主,可见颅骨缺损处和颅内组织部分缺如。

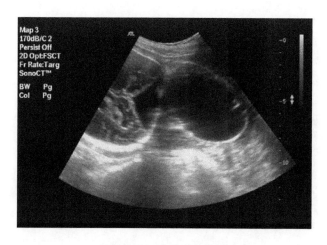

图 3-3-32　脑膨出声像图

（五）内脏外翻

内脏外翻（visceral valgus）是指腹壁缺损，腹腔脏器自腹壁缺损处脱出，漂浮在羊水中。

声像图特征：腹壁回声缺如，不能显示圆形腹部声像，腹腔脏器漂浮在羊水中（见图3-3-33），严重者可合并胸部裂开，心脏等胸腔脏器脱出腹壁。一般在妊娠中期即可诊断。

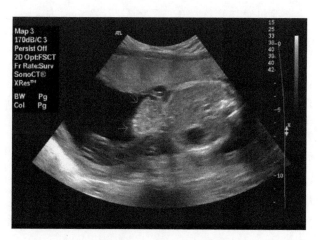

图 3-3-33　内脏外翻声像图

胎儿腹壁缺损分为腹部裂开畸形和脐疝两种。胎儿腹部裂开畸形即为腹壁真性缺损，缺损部位既无疝囊又无皮肤覆盖，因而胎儿的腹腔内脏器可直接外翻，飘浮于羊水池中。脐疝是胎儿腹壁脐部位有缺损，但缺损处总有皮肤或透明膜样物质包裹，使得胎儿腹腔与外界互不相通，此特征即为脐疝与腹部裂开畸形的鉴别要点。内脏外翻畸形较为常见的是伴羊水过多，若在检查中发现羊水过多、羊水过少、胎体外形异常等情况时,更应严密地对胎儿诸脏器进行多切面的探查,尽量避免误诊、漏诊情况的发生。胎儿腹部裂开畸形的形成多发生在妊娠中期甚至早期,而且这类畸形的胎儿最终多不能存活,因此超声检查应该提前到妊娠中期(第13~18周)进行,以便早期诊断决策、及时处理,有利于优生优育和减轻孕妇的身心负担。

(六)单心室

单心室(univentricular heart)是一种较少见的先天性畸形。心室接受来自三尖瓣和二尖瓣或共同房室瓣的血液。从胚胎学基础而言,单心室的形成是由于房室管未能与发育中的心室正确对线,从而使两个房室瓣都对向一个心室。大部分单心室为左室型,主腔为形态学左心室,占65%~78%。此病预后不良。

USG表现:

(1)四腔心切面上"十"字交叉失常,室间隔不显示,仅显示一个心室腔,有两组房室瓣均与这个心室相连,心室形态多似左心室。实时超声下两组房室瓣在同一个心室内有规律地开放和关闭。由于心脏腔室无明显扩大,如不仔细辨认心内结构特征,产前超声检查则不易发现,尤其在心室内有较大乳头肌与较粗大腱索时,更难发现与确定。

(2)多有大动脉转位。两条大动脉起始部多成平行排列,也可为两条大动脉共同起源于主腔。

(3)彩色多普勒血流可显示左、右心房内血流分别经左、右房室瓣流向一共同心室腔内。